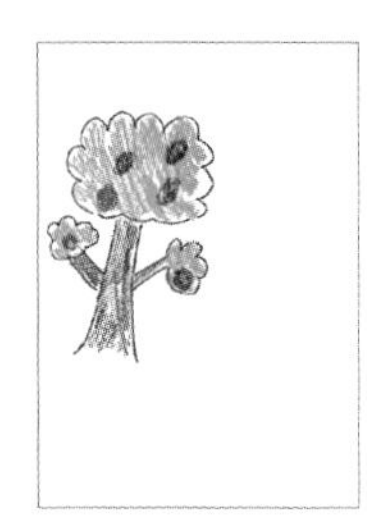

口絵 1（p.16）

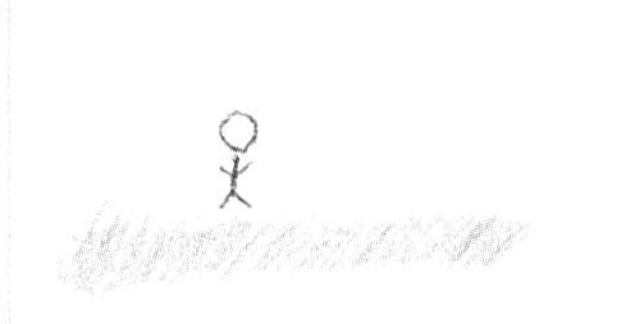

口絵 2（p.16）

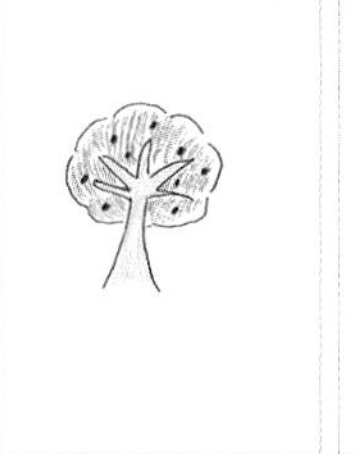

口絵 3（p.24）

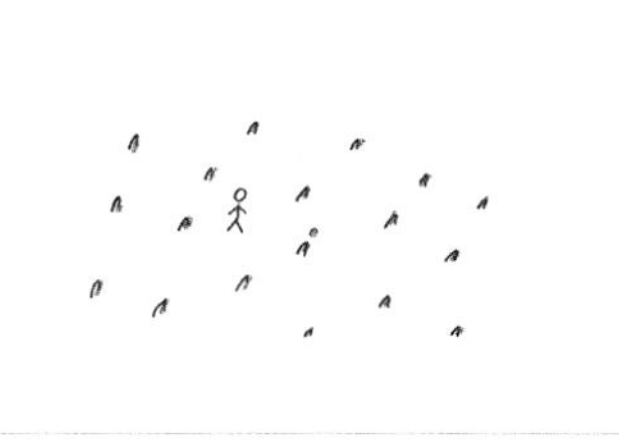

口絵 4（p.24）

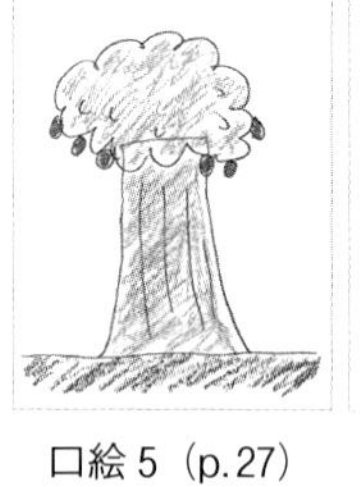

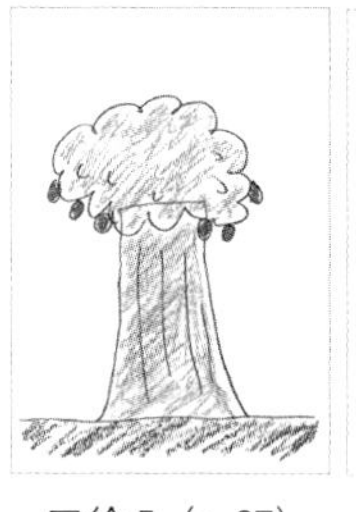

口絵 5（p.27）

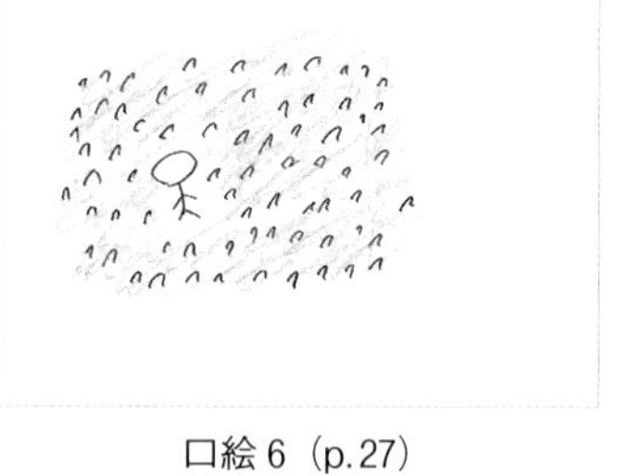

口絵 6（p.27）

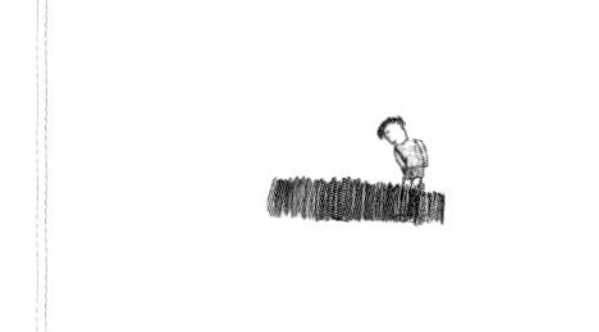

口絵 7（p.86）

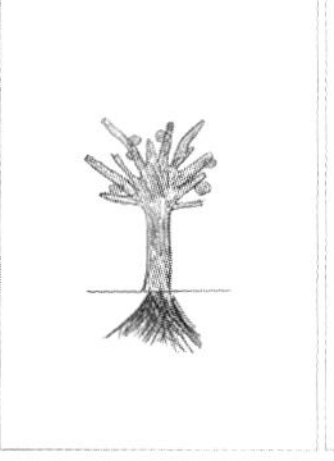

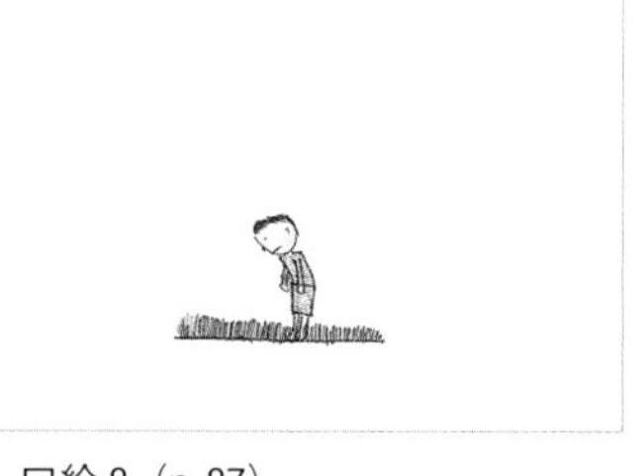

口絵 8（p.87）

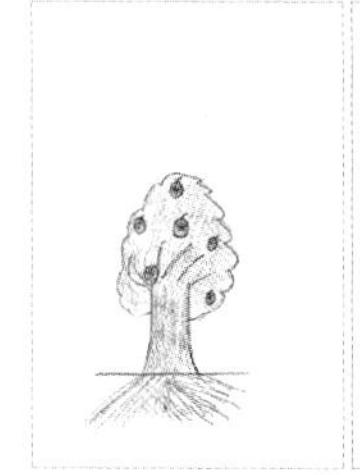

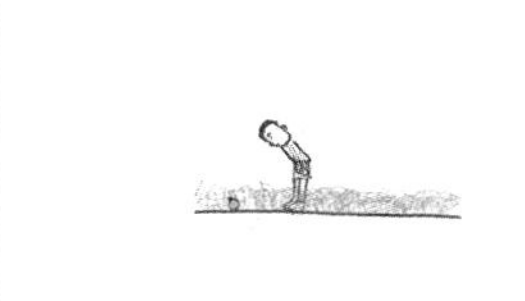

口絵 9（p.88）

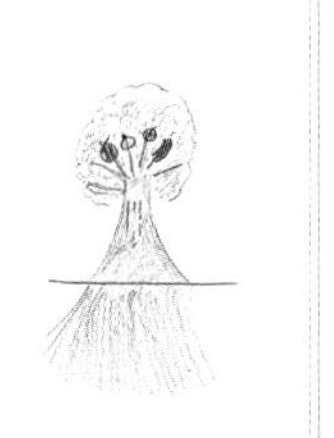

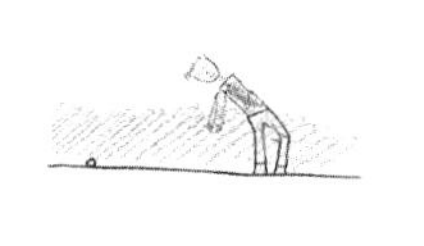

口絵 10（p.89）

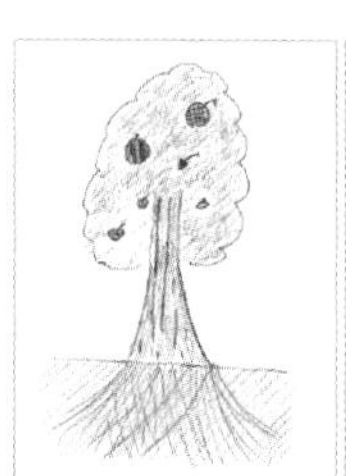

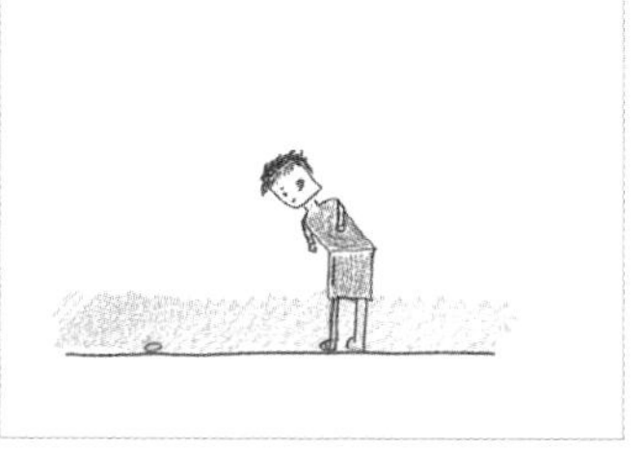

口絵 11（p.92）

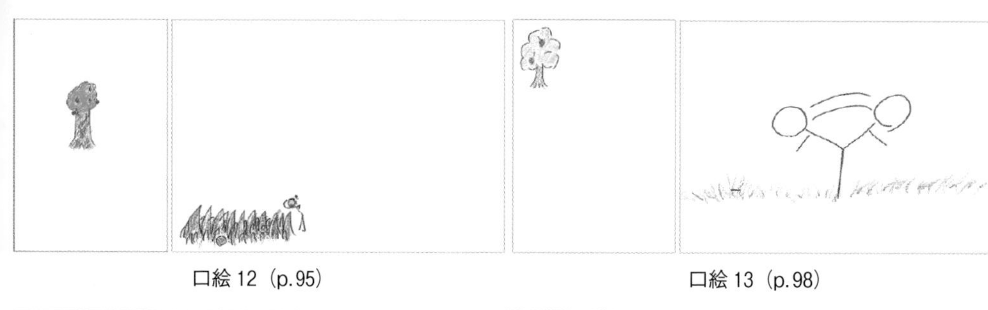

口絵 12（p.95）

口絵 13（p.98）

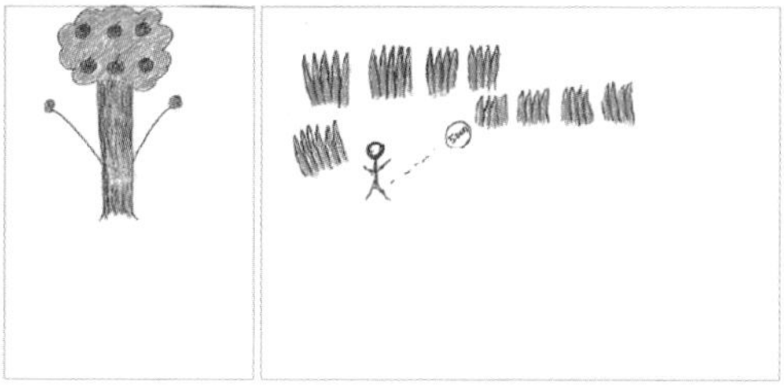

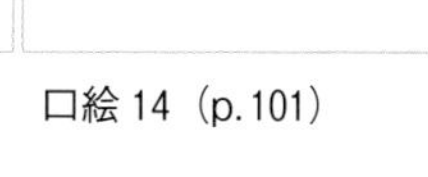

口絵 14（p.101）

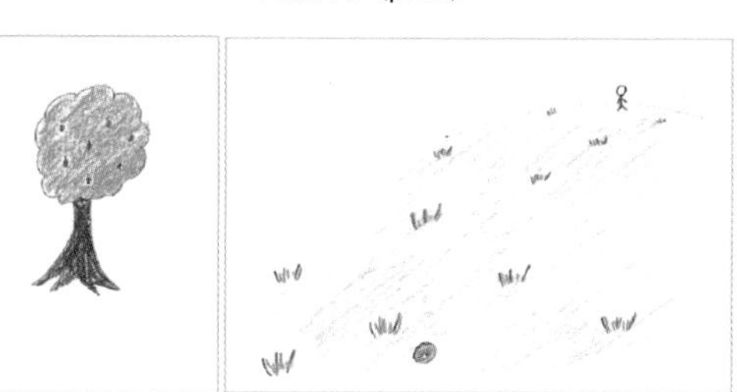

口絵 15（p.102）

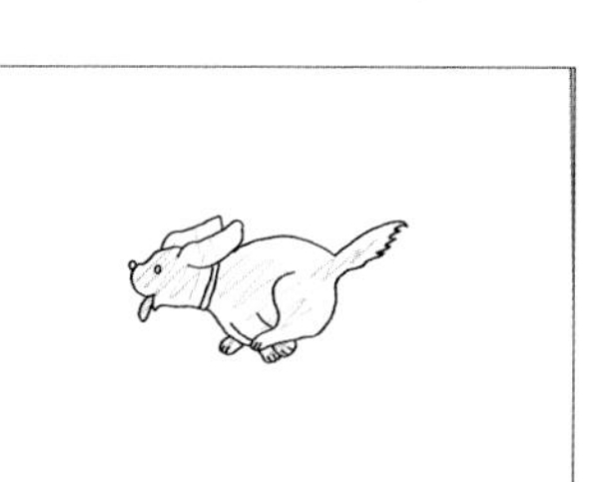

幾何図形

子犬の絵柄

口絵 16（p.109）

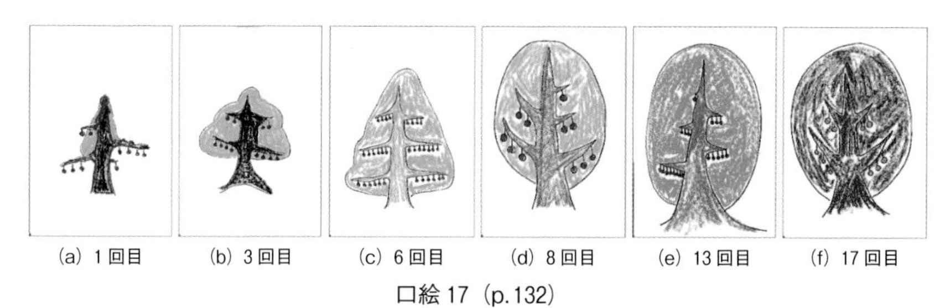

(a) 1 回目　(b) 3 回目　(c) 6 回目　(d) 8 回目　(e) 13 回目　(f) 17 回目

口絵 17（p.132）

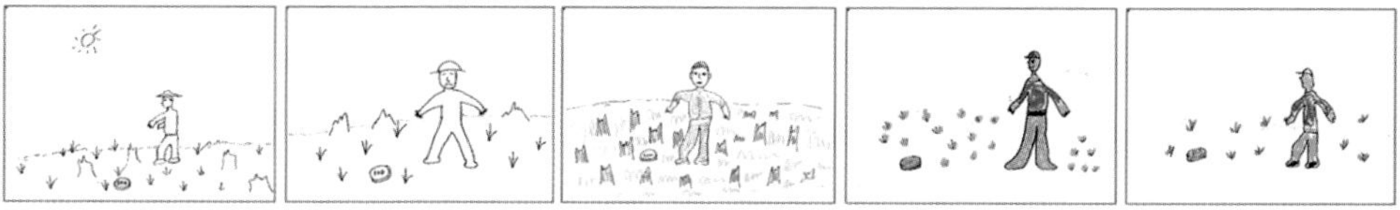

(a) 1 回目　(b) 2 回目　(c) 4 回目　(d) 13 回目　(e) 14 回目

口絵 18（p.133）

シリーズ　公認心理師の向き合う精神障害

横田正夫［監修］

1

心理学からみた統合失調症

横田正夫
［編］

朝倉書店

■監修者・編集者

横　田　正　夫　日本大学

■執筆者（五十音順）

青　木　英　美　原病院
五十嵐　　　愛　日本大学
石　垣　琢　磨　東京大学
岩　滿　優　美　北里大学
皿　田　洋　子　六本松心理教育臨床オフィス
竹　村　和　久　早稲田大学
横　田　正　夫　日本大学

まえがき

公認心理師の国家資格ができ，多くの大学が公認心理師の養成のための教育を提供し始めた．それに対応するように公認心理師養成のための多くの教科書が出版された．こうした状況は心理領域の国家資格ができたことに対応して，喜ばしい事態である．公認心理師関連の教科書は，実に幅広い．公認心理師の基礎教育のための教科書は充実しているといえよう．

これに対し，現場に出た公認心理師が実際に参照する手引書はどうなっているのであろうか．たとえば，精神科医療現場に就職し，統合失調症患者に接する際に，参照できるようなものがあるのであろうか．

これまでに臨床心理士が特定の学派の理論や特定の技法を統合失調症に応用して論じる書物は存在している．それに対して本書は，公認心理師の実践的な立場で，統合失調症について，多様なアプローチを紹介するものとなっている．このことは公認心理師が，多視点で，統合失調症に対して対処しうることを示している．その内容は，基礎的なものから応用的なものまで幅広い．統合失調症に向き合うためには，こうした多様な視点とアプローチからの総合が求められてこよう．

ここで少し私の個人的なことをお話してみたい．私は 1982 年に群馬大学医学部精神神経学教室に教務員という職で就職した．それまでは大学院で認知心理学を専攻していたのであったが，当時の神経精神医学教室の教授 町山幸輝先生が統合失調症の認知障害の研究をしており，その研究の手伝いをすることを期待されていた．その一方で，当時の群馬大学には生活臨床のグループに所属した研究者が多くいた．私は，群馬大学の医療現場で，統合失調症の認知障害といった基礎的な検討と，生活臨床の「生活」が示すように日常に生きることを探るといった方法論に大きな影響を受けた．つまり認知障害の基礎的なデータと生活上の困難を結びつけることが必要と考えた．これは今のはやりの言葉で言えばエビデンスに基づいた臨床実践ということになるであろう．

こうした私の受けた影響を背景にして本書が成り立っている．基礎的な研究から応用までを含め，現場で利用可能な知識を含めることが目指されたのである．こうした知識を活かすものは何であろうか．精神科医の神谷美恵子は著書『人間をみつめて』（みすず書房，1980 年）の中で「現場の私たちに必要なのは知識や技術とともに，これを活かす正しい愛の力なのだ.」（p.112）と述べている．この言葉を，新しく公認心理師となり精神科医療現場で働くようになった公認心理師に伝えたいと思う．

2020 年 9 月吉日

横 田 正 夫

目　　次

1

はじめに

1.1 本書の立ち位置

統合失調症についての成書は精神医学からのものが中心で，最近では患者本人からの発信も増えてきている．精神科医師と患者が協同で本を著すというような試みも行われている．それに対し，臨床心理学の立場から成書が書かれることは比較的少なかった．そのような中，2015 年に公認心理師法が公布され，公認心理師が誕生し，多職種連携という言葉が目を引くようになった．精神医学領域でも多職種連携がいわれるようになった．複数の専門家が，それぞれの専門を活かして，支援に関わることが求められてきている．こうした多職種の一つに公認心理師も含まれていることは喜ばしいことである．しかしながら，公認心理師にどのような役割が期待されているのかについてはあまり明確ではないように思われる．その理由の一つに，公認心理師側から，公認心理師としてこのように統合失調症患者に関わってきたというような実践について報告した書物が少ないことがあげられよう．統合失調症について何をどのように考えて支援に関わってきているのか，という公認心理師の考え方も含めて，多職種の専門家への発信が少ないと感じるのである．

そこで，本書では，長年統合失調症に関わってきたベテランの公認心理師を中心に，各自の立場で，どのように統合失調症に関わってきたのかについて具体的に書いていただくことをお願いした．統合失調症に対してどのような関わりがこれまでに試みられてきたかを紹介することで，今後新たに統合失調症に関わるようになる公認心理師に，日々の支援の実際に役立つような情報を提供したいと考えて本書が企画された．

1.2 統合失調症とは

では本書で取り扱う統合失調症とはどのような障害なのであろうか．まずは診断基準を見てみると概念をつかみやすいと思われる．筆者が精神科で心理臨床を始めたのが1982年のことであったが，その頃に使用されていた診断基準はDSM-III（『精神疾患の診断・統計マニュアル』第3版）であった．その後，DSMは幾度かの改訂が重ねられ，現在ではDSM-5（『精神疾患の診断・統計マニュアル』第5版）[1]が使用されている．そこでまずはDSM-5について触れてみたい．

統合失調症はDSM-5の「統合失調症スペクトラム障害および他の精神病性障害群」の章の中で12の精神疾患の一つとして紹介されている．統合失調症が単独で紹介されているわけではなく，スペクトラムの一つという位置づけである．スペクトラムということなので，その章の全体に共通する特徴があるということである．それが5つの領域によって示され，それらの領域の1つ以上の異常によってスペクトラムに含まれる障害が定義される．5つの領域には，妄想，幻覚，まとまりのない思考（発語），ひどくまとまりのない，または異常な運動行動，陰性症状が含まれている．統合失調症はこれら5つの領域のうち，妄想，幻覚，まとまりのない思考のいずれか1つを少なくとも含んでおり，かつ5つの領域のうち2つ以上が1か月間ほとんどいつも認められることで診断される．また障害が始まってから仕事，対人関係などにおいて病前に獲得していたレベルから著しい低下が認められ，障害の兆候が少なくとも6か月続いていることも診断の要件に含まれている．

さらにDSM-5をもとに統合失調症について紹介すると以下のような特徴があげられる．すなわち統合失調症の有病率は1%と考えられ，発症年齢は10代後半～30代半が通常で，男性のほうが女性より若干は発症のピークが若い．約20%の人は良好の経過を示し，完全に回復するとの報告もある．患者には不適切な感情表出があり，敵意と攻撃性を伴い，不安や恐怖症がみられる．睡眠障害がみられ，拒食することもある．また，病識欠如があり，認知障害もある．

なお公認心理師に関連した気になるDSM-5の言及は「現在，この障害を対象とした放射線医学的検査，臨床検査，心理学的検査は存在しない」とあることである．統合失調症を対象とした心理学的検査は存在しないと明言されているのである．

さて，日本の統計的なデータをみてみるとどのようなことがわかるのであろうか．厚生労働省の「平成 29 年（2017）患者調査の概況」[2]をみると，傷病については世界保健機関（WHO）の「疾病及び関連保健問題の国際統計分類」（ICD）の ICD-10（2013 年版）の分類が使用され，その中の「統合失調症，統合失調症型障害及び妄想性障害」の項をみると，入院者数は約 15 万人，外来者数は約 6 万と紹介されている．入院者数でみると統計に上がっている「血管性及び詳細不明の認知症」および「気分［感情］障害（躁うつ病を含む）」の 2 つのカテゴリーのそれぞれの人数の約 5 倍の数で多いことがわかる．統合失調症の入院者数が他に比べ多い．入院の平均在院日数についてみると，「統合失調症，統合失調症型障害及び妄想性障害」は 531.8 日であり，「血管性及び詳細不明の認知症」および「気分［感情］障害（躁うつ病を含む）」のそれぞれが 349.2 日，113.9 日であるのに比べ，長期であることがわかる．統計では在院日数を年齢で分けて紹介している．その区分は，0〜14 歳，15 歳〜34 歳，35 歳〜64 歳，65 歳以上，75 歳以上となっており，それぞれの在院日数は 167.2 日，106.5 日，301.6 日，1210.6 日，1692.2 日である．35 歳以上になると在院日数がいきなりはね上がり，65 歳以上になるとさらに 35 歳以上の 4 倍の在院日数となっている．年齢が高くなるほど長期入院が多いということである．こうした日本の統計が示していることは，統合失調症では入院する患者が多く，年齢が高い者では長期入院となっているということである．

第 2 章で紹介するように，日本の臨床現場では，心理テストが活用されている．上記の DSM-5 は，「精神疾患の診断・統計マニュアル」とあるように，統合失調症の均一な群を取り出そうとする試みであり，診断的な安定性を引き出し，診断・統計マニュアルとして使用されるものである．その診断の方法は，患者の自覚的な訴えを中心に行われる．これに対し初期統合失調症を提唱した中安信夫は，DSM-5 では診断的に重要な表出についての観察を軽視している，と批判している[3]．また中井久夫は統合失調症の治療と診断の難しさの理由として，一人一人が違った病気といってよい，とその個別性を指摘している[4]．つまり個々の症例と向き合う日常の臨床場面では均一性よりは個別性が重視されている．中井はさらに，統合失調症の始まりについて「学校の成績が急に下がったり，性格が急に変わったり，突然暴力を振うようになったり，何となく元気がなくて，自室にとじこもりきりになったりするのが，実は病気のはじまりであることが多い」と述べている[4]．だが，こうした時期ではほとんど自覚的な訴えはみられず，このようなときに病院を受診しても，DSM-5 の求める症状の訴えはないことが多い．しかし，こうした場合でも，「心理テストが唯一の手がかりという場合さえまれではない」と中井は述べている[4]．そうした現場で心理テストの利用の一つの例が第 2 章で紹介する心理検査の実際である．つまり DSM-5 が要求しているような，症状がいくつあるかということを手がかりにして診断するのではなく，第 2 章で述べるような心理テストによる診断的手がかりは，統合失調症の症状の訴えのないものに対して行われた心理テスト結果から得られるものであり，表出の乏しい状態からも統合失調症を捉えようとするものである．

1.3 認知障害

統合失調症には認知障害が認められる．DSM-5 が紹介している認知障害は「陳述記憶，ワーキングメモリー，言語機能，そしてその他の遂行機能の減弱ならびに処理速度の低下が含まれる．感覚処理と抑制機能の異常ならびに注意機能減弱」である[1]．これらの認知障害は，認知心理学的な実験的なデータに基づいて提唱されている障害である．すなわち情報の入力段階から出力段階の認知的プロセスに障害が認められる．

しかし認知心理学実験を応用できるような臨床現場は，日本では少ないと思われる．一般的な臨床現場で，認知障害を捉えようとすると，紙と鉛筆を使ったような簡便な方法が求められる．また認知心理学のプロセスモデルでは，感情についての情報を取り込んでモデルを構築しているわけではない．DSM-5 においても上記のように，不適切な感情表出があり，敵意と攻撃性を伴い，不安や恐怖症がみられる．中井は統合失調症患者の感情体験についてさらに精緻に紹介している[4]．発病の段階にはあせりのかたまりとなったような焦慮の状態があり，一念発起から焦り不安が生じ，不安からただならぬ気配が漂うようになり，非常に気分がふさぐ場合もはしゃぐ場合もある．そして発症となると「頭の中は，恐怖・不安・あせり・疑いでいっぱいだが，外からみると，茫然と突っ立ったり，夜も寝ずに騒いだり」するようになる．つまり統合失調症は，発病段階から徐々に感情的な面での不穏な感じが高まっていくが，それが外からわかるのは発病段階においてであって，発症すると頭の中での感情体験が行動に一致して現れてこなくなるのである．中井は，恐怖・不安・焦り・疑いが強まり，それが行動に解消されなくなると述べている[4)]．当事者の発症時について書いた文章がある．少し長いが引用してみたい．

　私の発症は，大検に合格し，鹿児島大学二年生の時でした．妹が他県にある大学に合格し，母と祖母と入学式のお祝いに行く出発前，私は漫画週刊誌の周りをとても速いスピードでぐるぐると回っていました．それからは記憶が定かでなく時間は断片的に過ぎ，ある断片では服を着ようとしていて，ある断片では電車に乗っている自分を思い出します．電車に乗っている乗客が軍人に見えて，『自分の思念が伝わったら殺される』と思い，必死に思念を発しないように努めていたことを記憶しています．気がつくと病院の畳の上でした．[5)]

　この記述をみると記憶が断片化し，殺されると感じるほどの怖さを体験していることがわかる．しかし，こうした個人の体験が，全体的にみたときに，上記の DSM-5 の認知障害でどのように記述できるのかについては不明である．それよりももう少し患者の体験に近いような形で認知障害を調べる方法がないのだろうか．

a. 認知地図

　環境心理学で，心の中に蓄えた環境の知識を絵として描き出したものを認知地図とよんでいる．同じことを，患者に，実際に描いてもらったらどうなるのだろうか．まず患者が環境内で道に迷うことはない．たとえば入院病棟においても，認知症の患者のように迷って自分の部屋に戻ることができないということはないし，トイレや食堂へも迷うことなく行くことができる．つまり病棟内の認知地図はできあがっている．そこで紙に「病棟を上からみた場合，どこに何があるかという地図を描いてください」と教示を与えて，病棟内の地図を描いてもらった[6)]．その結果，統合失調症患者の場合は，病棟全体を四角で示してその中を部屋廊下といったように区切っていくという全体から部分へと描き進んでいく方法はとらず，部屋の四角を一つずつつないでいくようにして全体を構成する部分から部分へという方法をとることが明らかになった．対照群として看護学生と非統合失調症患者の描画をみたところ，看護学生の群は全体から部分への描画が多く，非統合失調症患者の群は廊下をまず描いて，廊下を歩いて行って出会う部屋をつけ足していくといった描画になる特徴がみられた．つまり統合失調症患者は，部屋をつないで，その部屋の並びで残された空間が廊下になっているというもので，部屋が主体であったのに対し，非統合失調症患者では病棟での移動の動線の廊下が主体になっているという相違があったのである．こうした統合失調症患者の描画特徴は，部屋の断片化を示すもので，病棟全体の表象を一望してそれを描き出すといったものではない．患者が表象できるのは部屋といった狭いものであることから，心的表象内で対象を捉える視角の狭さを想定した．

心的表象内での対象に対する視角の狭さは，描画における統合型 HTP（House-Tree-Person）法の描画において，統合失調症患者が家と木と人をそれぞれ独立に描く傾向があることを説明する．言い換えれば，統合失調症患者は，心的表象に対する視角の狭さという障害のために，全体を捉えられず，家と木と人を別々に描いているのである．しかしながら，統合型 HTP 法は家と木と人を入れて一枚の絵を完成させるように教示したのみでそれぞれの描画要素を統合するようには求めていない[7)]．また，風景構成法においても，統合失調症患者では風景をうまく全体的に構成できないものが多い[7)]．風景構成法も，検査者が一つ一つ唱えるものをその度に描き足していくという方法で行われるので，全体の心的表象が前もってできあがっているわけではないのである．そのため描画要素の単なる羅列が起こることもある．このように統合型 HTP 法と風景構成法のいずれも全体を一つに構成したイメージを前もって作りあげることを課題が要求しているわけではないため，与えられた描画要素を含めただけの描画でも課題の条件は満たしていることになる.

b. 草むらテスト

草むらテストは本書の第2章，第6章，第8章で紹介されている．そもそもは，描画における構成障害を調べるために考案された[8)]．上記のように統合型HTP法や風景構成法において統合失調症の描画には，描画項目が独立して断片化して描かれる傾向にあるが，このことは，上記のように，方法論上の問題があるせいかもしれない．そこで草むらテストでは「草むらに落とした500円を探している自分」を描いてくださいと教示する[8)]．この教示では草むらの中の自分，草むらの中の500円，500円を探している自分といったように描画要素間の関係を描くことを教示によって強制している．この課題に答えるためには，描画者は，与えられた教示に従って全体的表象を思い浮かべて描画する必要がある．だが，こうした教示を与えたのにもかかわらず統合失調症患者では，草むら，500円，自分がそれぞれ独立に，相互に空白の空間を開けて，描かれる傾向が認められ，描画要素を独立に描くことが強固に出現した．こうしたことから心的表象に対する視角の狭さという障害よりも，むしろ3つの描画要素，つまり草むら，500円，自分を統合する視点を設定できないという障害と考え，筆者はそれを統一的視点の設定困難[9)]と名づけた．わかりやすくいうと個々の描画要素を捉える視点の設定は可能であるが，全体を捉える視点の設定ができない，ということである．

こうした個々の対象を捉える視点の設定は，人物を描くときにも生じてくると考えられた．実際，統合失調症患者の描画では，人物は正面を向いて直立しているものが多く[8)]，その人物は，部分を部分につけ足すような描き方になっている．すなわち，足，腿（もも），胴，首，頭，腕，手といったように身体の部分をつないでいく．ちょうど病棟の認知地図において部屋と部屋をつないで全体を構成したのと同じ方略である．

認知地図や草むらテストばかりではなく，樹木の描画にも同様の描画特徴が見出せる[7)]．樹木の描画については本書では4つの章で扱われ，「樹木画」（第2章，第6章），「樹木画テスト」（第5章），「彩色樹木画」（第8章）と名称が異なっている．もともと樹木画テストはバウムテストとして知られ，鉛筆を使用して「実のなる木」の描画を求める．本書では第5章の樹木画テストがこれに相当する．それに対し，樹木画，彩色樹木画では，サインペンを使用して「実のなる木」の描画を求め，その後にクレヨンで彩色を求めている．クレヨンで彩色を求めるのは，空白の空間のようにみえても色を塗ると空白ではなくなることがあるからである．しかし，彩色することによって健常者の描画では描画の全体的な統合度が増すのに対し，統合失調症患者の描画では彩色による統合度が増すことはなかった[10)]．なお，入院患者の中でも10か月未満で退院した者においては彩色樹木画の描画表現は徐々に改善したが，10か月以上の継続入院の者では描画特徴の改善傾向はみられず，変動が大きいという特徴が認められている[11)]．

認知地図の描画特徴の部屋部分をつなげていく特徴に対応する樹木画の描画特徴は，幹，枝，実といったように部分を一つ一つつけ足していくような表現になるもので，こうした特徴は統合失調症の描画に現れてくる．それは幹，枝，実を切り絵にしてそれを順番に貼っていく方式に近い描画になる．部分を接合していくような表現は，木を全体的に思い浮かべてその部分を全体的な表象と照合しながら描画していくというものではなく，むしろ幹を描いているときには幹を，枝を描いているときには枝を，実を描いているときには実を，それぞれ単独に表象してそれを描き出しているのであって，結果的に巨大な実が枝に不釣り合いに描かれてしまうことがあるのは木全体との照合ができていないためと考えられる．つまり全体を捉える統合的視点の設定困難がある．

さて草むらテストに今一度話を戻したい．草むらテストでは500円を探しているところを描くように求めている．しかし統合失調症患者の描画では，探しているというよりは探し当てて500円を手にしているところを描いたものが多い[7)]．課題は探しているところを描くように求めているのであるが，患者は，探し終えて手に持っているところを描くのである．つまり，500円と自分を探す動作によって関係づけられないといえる．また一般的に探す動作を描くためには，人体は横向きで，膝を地面につけ，その膝部分の一部は草むらに隠れているなどの工夫が必要である．手の先も草むらに隠れているかもしれない．統合失調症患者はこうした隠れているといった表現がどうも苦手のようなのである．一部が他の部分によって隠されている，つまり知覚心理学でいうところの図と地の関係になっているという表現が苦手なのである．上記の身体の部分をつないでいく表現も，図と地の関係を描く困難さによっているのかもしれない．さらには草むらに落とした500円は，健常者の描画では草むらに隠れているので描かれなくてもよいと省略してしまうことがあるが，統合失調症患者の描画では，500円を省略することは少なく[8]，そして手に持っていることが多い．

統合失調症患者の自我の弱さを示すのに吉松和哉は病棟でミカンをとられて昏迷状態に陥った症例を報告した[12]．草むらテストにおいて，落とした金額を500円に設定したのは，病棟において500円は貴重だからで，ジュースなどの嗜好品が買える金額である．そのため，吉松の例のように，その喪失は統合失調症患者においては大きな感情的な体験と考えられた．しかし患者の描画では上記のように喪失した状態ではなく，手にしている状態を描いていた．500円を失くした状態があたかもなかったかのようなのである．

c.　図と地の関係の表現

統合失調症患者の描画では，描画要素を課題において統合するように求めても断片化がみられた．この断片化の一つの理由として，草むらテストのように，図と地の関係を表現することの困難があると仮定した．このことを明らかにするために，いくつかの描画課題を実行してみた．一つは前もって用紙に丸を描いておいて，その丸を示しながら，「この丸の後ろに三角があるように描いてください」と教示して描画を求めるものであった[13]．図と地の関係を描

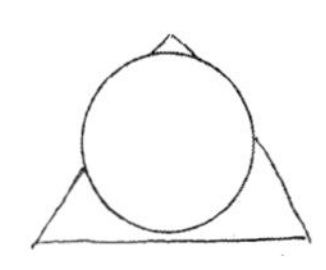

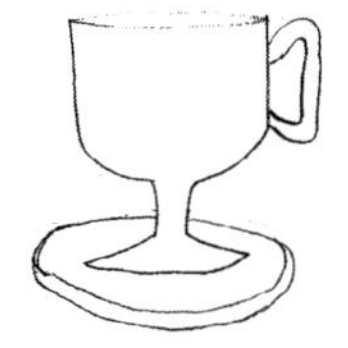

図 1.1　a：丸の後ろに三角があるように描いた図，b：同じ統合失調症患者がコーヒーカップが受け皿にのっているところを描いた図（上に書かれているのは教示）．

a.「丸の後ろに三角があるように描いてください」

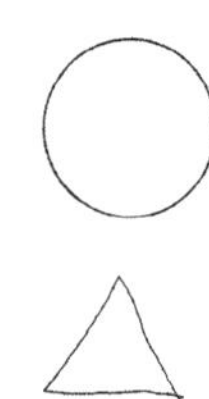

b.「コーヒーカップが受け皿にのっているところを描いてください」

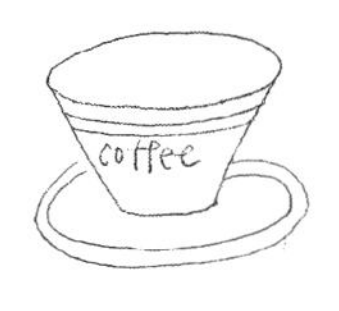

図 1.2　a：丸の後ろに三角があるように描いた図，b：同じ統合失調症患者がコーヒーカップが受け皿にのっているところを描いた図（上に書かれているのは教示）.

くことができれば，その表現は丸の背後の三角形は，一部を丸に隠れているように描くと期待される（図 1.1a）．しかし統合失調症患者では丸から離して三角形を描くものが多かった（図 1.2a）．草むらテストの描画で，描画要素が並列されたのと同じ特徴を示した．

また別の課題では，日常的に一体として出てくるものを描いてもらうことを行った．すなわち用紙を与えて「ここにコーヒーカップが受け皿にのっているところを描いてください」と教示し，描画を求めた[13]．この課題では統合失調症患者もカップと受け皿の関係を重なっているように描き，図と地の関係を描けているものが多かった（図 1.1b，図 1.2b）．しかし，それでもカップと受け皿が分離して描かれるものも認められた．

つまり丸の後ろといった抽象的な空間関係では，図と地の関係は表現されにくいが，コーヒーカップと受け皿のように日常の見慣れたものでは，図と地の関係の表現は可能となった．ただコーヒーカップと受け皿の関係は，視角が狭い範囲のものであるということも理由にあげられるかもしれない．というのも，草むらテストで統合失調症患者が描く人物が 500 円を掴んでいるときには，手と 500 円の関係は図と地の関係が描けていることが多いのである．人体全体からすれば手は部分的で，その部分においては図と地の関係が表現できていたのは，狭い範囲のものであったということもあるであろう[7]．図と地の関係の知覚は統合失調症患者においても可能なので，この関係の表現の失敗は，知覚の問題ではなく心的表象の問題と考えられた[14,15]．

d. 視 点 変 換

草むらテストの描画では全体を捉える統一的な視点の設定困難を考えたが，その背後には，心的表象を，自由に操作することの困難があるのかもしれない．統一的視点の設定困難は，心的表象全体を捉える視点から，その部分表象を捉える視点へ自由に移動できず，個々の部分表象のみを捉えて描画しているのかもしれない．この視点の移動ができない，ということを広げてみれば，自己の視点を他者の視点へ移動させて，そこからどのように見えるのかについても想像できないということになろう．実際に統合失調症患者の目の前に3つの積み木を置いて，その配置を見たまま描いてもらった後で，対面して座っている検査者のほうから3つの積み木を見たらどのように見えるかを想像して描くように求めてみた[16]．その結果，統合失調症患者の場合は，他者の視点からの見えの描画を，自己の視点からの見えの描画とまったく同じに描くものが多かった．中には，他者の視点からの見えを正しく描く者もいたが，その数は健常者に比べると少なかった．つまり，視点の移動という心的操作も患者の苦手とすることであったのである．

こうした紙と鉛筆を使った課題を行ってきて見えてきたことは，草むらテストや樹木画の描画が，心的表象の全体を一度に捉えられない統一的視点の設定困難によるものであり，それには視点の移動という心的操作の困難が伴われているということであった．つまり描画特徴は統合失調症の認知障害を反映したものであった．

1.4　特異な描画

さて，草むらテストや樹木画は課題を教示して描いてもらうので，特異な表現はみられないと思うかもしれないが，教示された対象以外のものが描き込まれることはまれならず起こり，従来から統合失調症の描画に特異なものが報告されてきた．それは自由画において見られることが多いが，課題画でも現れる．そうした特異な描画は，統計的検定を行う際には，数が少ないので，表に出てくることはないが，しかし個々の症例をみていくとそうした特異な描画にこそ，症例独自の思いが込められていることがわかる．たとえばある患者の描画では，人物は描かれないで，500円を探すのに，飛行機やヘリコプター，あるいは金属探知機などが登場していた[17]．病歴を調べてわかったのは，この患者には飛行機を写真に撮る趣味があったのである．また別の患者の描画では樹木画と草むらテストのいずれにおいても家を描き加えたり，車を描き加えたりすることもあった[17]．あるとき，描画が終了してこの患者がポロリと「これから外泊です」と言った．彼は外泊には実家のそばに建てた自宅に行くのであり，そこは彼が入院中は誰も住んでいないので，家のことが心配だったのである．特異と思われる描画も，カルテを調べたり，患者の話を聞いたりすると，特異なのではなく，患者の切実な関心や感情，さらには人生上のテーマがにじみ出てきていることが理解される[7]．ゆえにこの描画法の良いところは，そうした特異なものが現れやすく，そこを手がかりに患者の抱えているテーマが理解できるところにあるといえる．こうしたテーマの理解は，経過を追跡してみることで，よりわかりやすくなる（詳細については第8章参照）．

DSM-5の診断基準からは，統合失調症患者がどのような生涯を送るのかについては何の手がかりも与えてくれない．しかし患者にもライフサイクルに従った人生上のテーマ[7]があり，そのテーマが，再入院のきっかけとなっていることもある．そうしたことの理解は，描画を通した経過を検討することで得られることもある．個々の患者のライフサイクルのテーマに沿った支援ができると，患者の生涯も少しは過ごしやすいものになると思われる．

1.5 さいごに

さて本書は，統合失調症の発症からの経過を考えて，章立てしている．統合失調症の発症ないしは初期についてはそれぞれ第2章，第6章で扱われている．発症後の長期経過に関しては第8章で扱われている．また統合失調症の症状についてのはたらきかけについては第4章，日常的な生きづらさに対してのはたらきかけは第3章で扱われている．慢性期の統合失調症患者については第7章で扱われている．そして本書の大きなテーマである描画法について，主観的な判断によらない客観的な画像分析からのアプローチが第5章で紹介されている．

〔横田正夫〕

▶文献

1) American Psychiatric Association (2013). *DSM-5 Diagnostic and Statistical Manual of Mental Disorders FIFTH EDTION*. American Psychiatric Publishing.（米国精神医学会, 髙橋三郎・大野　裕（監訳）(2014) DSM-5　精神疾患の診断・統計マニュアル　医学書院）
2) 厚生労働省 (2019). 平成 29 年 (2017) 患者調査の概況　https://www.mhlw.go.jp/toukei/saikin/hw/kanja/17/index.html
3) 中安信夫 (2015). 反面教師としての DSM ―精神科臨床診断の方法をめぐって―　星和書店
4) 中井久夫 (2015). 統合失調症治療への手引き　中井久夫と考える患者シリーズ 1 統合失調症をたどる　ラグーナ出版　pp.7-40
5) のせ (2015). 感謝して生きる　中井久夫と考える患者シリーズ 1 統合失調症をたどる　ラグーナ出版　pp.63-75
6) 横田正夫・町山幸輝 (1985). 精神分裂病患者の病棟認知地図　臨床精神医学, **14**, 821-830.
7) 横田正夫 (2018). 描画にみる統合失調症のこころ―アートとエビデンス―　新曜社
8) 横田正夫・依田しなえ・宮永和夫 ほか (1986). 慢性精神分裂病患者の描画における構成障害　精神医学, **28**, 621-627.
9) 横田正夫 (1994). 精神分裂病患者の空間認知　日本心理学会
10) 横田正夫・伊藤菜穂子・清水　修 (1999). 精神分裂病患者の彩色樹木画の検討（第 1 報）精神医学, **41**, 405-410.
11) 横田正夫・伊藤菜穂子・青木英美 ほか (2002). 精神分裂病患者の描画特徴による予後予測の試み　精神医学, **44**, 867-875.
12) 吉松和哉 (1976). 精神分裂病者の自我に関する一考察―その精神行動様式上の特徴を中心に―　荻野恒一（編）分裂病の精神病理 4　東京大学出版会　pp.21-49
13) 横田正夫 (1992). 精神分裂病患者の描画における重なり表現の欠如　精神医学, **34**, 238-245.
14) 横田正夫 (1993). 精神分裂病患者における図と地の把握障害　精神医学, **35**, 265-272.
15) Yokota, M. (1994). Perception of partly occluded objects in schizophrenic patients. *Japanese Psychological Research*, **36**, 169-177.
16) 横田正夫・高橋　滋・依田しなえ ほか (1988). 精神分裂病患者における認知的構えの固着　精神医学, **30**, 1007-1014.
17) 横田正夫・伊藤菜穂子・青木英美 ほか (2006). 慢性統合失調症患者にみられる特異な描画表現の臨床心理学的検討　日本大学文理学部心理臨床センター紀要, **3**, 17-27.

2

心理検査からみた統合失調症

2.1 はじめに

公認心理師が保健医療分野で統合失調症に接するときにどのような問題があるかと考えてみたい．たとえば，外来患者の初診の際に医師が診断に迷うと，公認心理師に診断補助の目的で心理検査を依頼する．公認心理師は，心理検査を行い，検査結果から診断補助に関わる情報を医師に報告する．こうした関わりで，公認心理師が心理検査を使用する．

ではどのような心理検査の結果が，診断の補助に使用可能なのであろうか．実をいうと，厄介なことにこの問いはそう簡単に答えられるものではない．たとえば2013年に医学書院から『統合失調症』[1]という700ページ超からなる本が出版されたが，残念なことに心理検査の章は，存在しない．他方，この本より前の本，たとえば1990年，朝倉書店の『精神分裂病―基礎と臨床―』[2]という700ページ超からなる本では，「3．診断」の中に「心理テスト」の章がある．この章ではロールシャッハ・テストの「反応様式」が紹介されている[3]．このような状況が意味していることは，公認心理師が初心者として保健医療分野に入ってすぐ診断補助のために心理検査を依頼されたとして，統合失調症の診断補助として，何をどのように使用し，その結果からどのように情報を引き出すのかがわかりにくいということである．ロールシャッハ・テストの有用性はこれまでにも指摘されてきている[4]ことではあるが，しかしこの検査に熟達するためには年月を要するので，初心者に即有効利用が可能というわけではない．そのため，他の心理検査を使用し，それをどのように読み取っていくのかの手がかりが必要である．とはいうものの，ここには何の心理検査を使用するかの問題がある．

心理検査をめぐっては他にも問題が存在していて，医師が診断補助のために心理検査を依頼するのであるが，当の患者についての問題がある．近年，明確な主訴がなく，精神科の外来に受診する人が増えている．こういう主訴が漠然としている人の心理検査の結果として，描画検査においては大きな崩れがないもののSCT（Sentence Completion Test）においては文章が完成できないといった人がいたり，PFスタディ（Picture Frustration Study）で場面にそぐわない反応を出す人がいたりする．高学歴の者であってもSCTの文章が書けない，あるいはPFスタディの場面の理解がずれているといったことがある．こうした結果についてどのように考えるのかということが問題となる．

そこでここでは我々が描画検査，SCT，PFスタディを使用し，それらの結果からどのように統合失調症の診断補助に有用な情報を引き出しているのかについて紹介してみたい．

なお，本章での報告は病院での倫理委員会の承認を得た．

2.2 症 例 A

Aは25歳の女性で「会社に行けない．会社に行こうとして気持ちが悪くなって，吐き気がして，仕事に行けない」との訴えで，受診した．主治医から診断補助の目的で心理検査が依頼された．

a. 描画検査

描画検査は樹木画と草むらテストを実施した．彩色樹木画は，サインペンを使用し，「実のなる木」の描画を求め，次いで彩色を求める．草むらテストは「草むらに落とした500円を探している自分」を描くように求める課題で，サインペンでの描画後彩色を求める[5]．

Aの樹木画と草むらテストの描画が図2.1，図2.2である．図2.1を見ると，樹木は右に傾いており，幹の中段から枝が左右対称に出ており，その先端が小さな樹冠となっている．幹の上部は雲状の樹冠に覆われ，実が4個描かれている．樹木の形態は人間が両手を上げて万歳をしているようなものとなっている．図2.2の草むらテストの描画ではサインペンは使用されず，人物と草むらはクレヨンで描かれ，人物は草むらから浮き上がっているように描かれてい

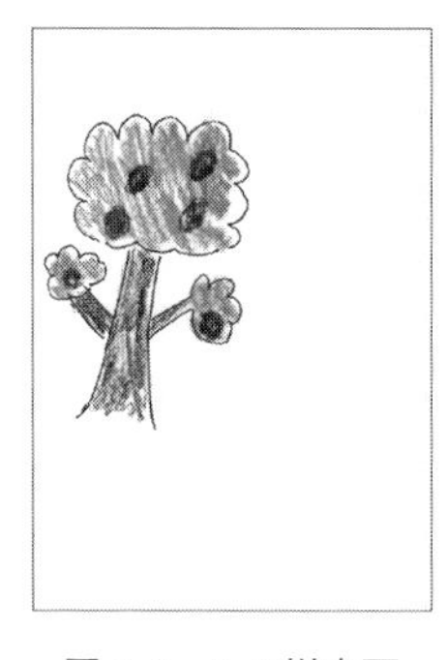

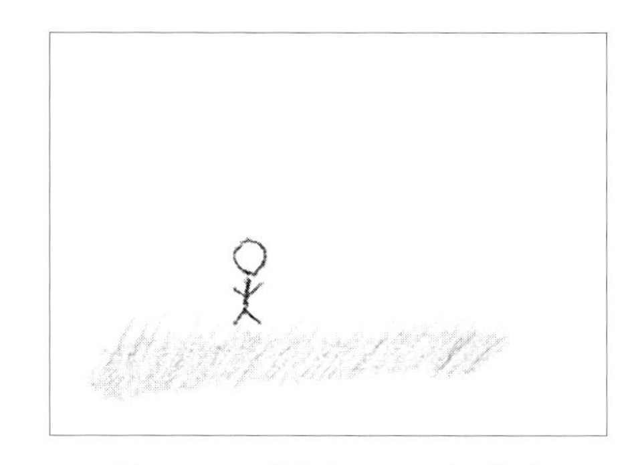

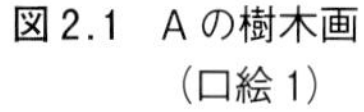

図 2.1　A の樹木画（口絵 1）

図 2.2　A の草むらテスト（口絵 2）

る．人物は頭が丸で体は棒状となっており，両手が上に上がっている様子は，樹木画の枝の上がり方と相似的である．会社に行けないとの訴えに対応しているかのように，草むらテストの人物は草むらから遊離して，地面に足がついていない．

b.　SCT

A の SCT の完成された文章で特徴的なものを表 2.1 にまとめた．

表 2.1 のような SCT の文章を見ると，Part I の 4 の回答にあるように A は，自分の失敗で他人に迷惑をかけていると思っている．また Part II の「2 私を不安にするのは　まわりの人　自分が言われていなくてもかげ口がすごく気になる」（下線部は刺激語．以下同様）とあるように，陰口が気になっていると述べている．「自分が言われなくても」とあるので，自分に対する陰口ではないとしても他者の目が気になることがわかる．つまり迷惑をかける，周りが気になる，といった周囲へ対する対他配慮が強いと見ることができる．そしてその配慮は，特段の根拠がなく，他者から自分に向けられている陰口に相当する圧力に対してのものなのであろう．

「5 家の人は私を」（Part I）の刺激語に対して「母いがいあまり好きになれない」と書いているがこの文章は主語が「私は」にすりかえて，「家の人の中で私は」という刺激語に対する文章となっている．文章に対する充分な注意の集中ができていないとみてとれる．同様なことは Part II の「15 私の頭脳　応

表 2.1 A の SCT の回答

	刺激語	回 答
SCT Part I	4 私の失敗	は人に迷惑をかける
	5 家の人は私を	母いがいあまり好きになれない
	8 私が知りたいことは	分からないことが多いので，今からでも知識を少しでも増やしたい
	14 私のできないことは	自分の意見を素直に言うこと
	20 世の中	がゆがんでみえることがあると，生きていたくないと思う
	22 時々私は	何のためにいきているか分からなくなる
	24 私の不平は	一人一人をちゃんと見てくれない大人
	26 職場では	自分があまりだせない．自然と猫をかぶっている
SCT Part II	2 私を不安にするのは	まわりの人 自分が言われていなくてもかげ口がすごく気になる
	5 もし私が	いなくなっても誰もかなしまないと思ってしまうことがある
	15 私の頭脳	応用力がない
	17 私の野心	怖い物知らずに少しでもなりたい

用力がない」「17 私の野心 怖い物知らずに少しでもなりたい」の文章についてもいえよう．刺激語に対する連想が書かれ，文章として完成しているわけではない．ここにも注意の集中の悪さが現れているように思える．

さらにはPart Iで「8 私が知りたいことは 分からないことが多いので，今からでも知識を少しでも増やしたい」「22 時々私は 何のためにいきているか分からなくなる」とあるように，自分自身について「分からない」と感じている．Part IIの「15 私の頭脳 応用力がない」も，頭がうまくはたらかないということを示していよう．そして「5 もし私が いなくなっても誰もかなしまないと思ってしまうことがある」(Part II) と記しているように，自身の存在感が希薄である．周囲の大人に対して「ちゃんと見てくれない」と思っており，「26 職場では 自分があまりだせない．自然と猫をかぶっている」(Part I) と記しているように，周囲に対して演技することで対応している．要するにAは自分自身について，わからないあるいは頭がよくはたらかないと思っており，いなくてもよいような存在と感じ，それを補うように大人たちに見てもらえるような演技をしているということになる．内的な空虚感を抱え，外面をとりつくろっているのである．「14 私のできないことは 自分の意見を素直に言うこと」(Part I) とあるのは，内的な空虚感の中では自分の意見がわからないということもあるのであろう．

現実感覚の歪みについての言及もある．たとえばAは「20 世の中 がゆがんでみえることがあると，生きていたくないと思う」(Part I) と書き，現実が歪んで見える体験をもち，「17 私の野心 怖い物知らずに少しでもなりたい」(Part II) とあるのは，現実感覚がうまく保てないことへの過剰な反応と考えることができる．

以上のようにみてくると次のようにまとめることができる．Aは周囲から漠然とした圧力を感じており，自己の内面には自分がわからないといった空虚感を感じており，周囲へはとりつくろうような演技をすることで対処している．集中力に欠けるときがあり，現実感が希薄で，現実が歪んで見えることもある．

c. PF スタディ

PF スタディにおいても独特な表現が認められている．表2.2にAの回答をまとめた．Aの回答は，どのような点が独特なのであろうか．その点について一つ一つ考えてみたい．

まず5の時計屋の店頭でのAの回答は新しい時計と交換するという提案をしたことであった．この提案は，妥当なもののようにも思えるかもしれない．しかしよく考えてみると違和感がある．店頭に出ている店員が，即商品の交換を言い出せるだろうかという疑問である．交換を言い出すにしてもたとえば店長に問い合わせてからではないであろうか．Aは「お代はけっこうですので」とも言っている．一人店主であればこうした対応も可能かもしれない．しかしそうであったとしてもそれまでに修理を丁寧に行ってきているとすれば，苦情に対しては，どんな状況なのかについて，もう少し詳しく調べてみたいと思うのではなかろうか．Aの発言は，この状況をうまく捉えきれていない反応といえよう．

表 2.2 A の PF スタディの回答

刺激語	回 答
5 つい一週間前に買ったまっさらの時計ですのにこれで三回もなおしにきているのですよ．いつでも家にかえるとすぐ止まってしまうんですわ．	すみません．お代は結構ですので新しいのと交換いたします
8 君の女友達が明日遠足の仲間に僕を招待してくれたよ．彼女は君が行くことにはなっていないといっていたがね—．	そうなの？ かくにんしてみる
9 （質屋で質草を出そうとする場面で）これから旅にお出かけでレインコートがお入用とは思いますが主人が午後でないと帰ってきませんので私ではお出しするわけにはいきません	わかりました．他で用意するので大丈夫です．
10 君は嘘つきだ．君にはそれがわかっているはずだ．	ちょっと待って！ 僕も悪いからあやまるけど説明もさせて．
11 （午前 2 時公衆電話からの）すみません．交換手が電話番号をまちがえたものですから—．」	あ，わかりました．かくにんしますね．
13 昨日約束をしましたが今朝はお会いしているひまがないんです．	わかりました．いつなら大丈夫そうですか？
14 （待ち合わせの場面で）あの人は 10 分前にここへきていなくてはならないはずなんですが—．	大丈夫ですかね？ 何かあったんですかね？
16 （交通事故場面で）君が無理に追い抜こうとしたのが間違いだよ．	本当にすみません．大丈夫だと思ってしまって．
17 （鍵が見つからない場面で連れの女性から）まあ！ 鍵をなくしたの？ 困ったわね，入れないわ！	相かぎも家族がもっているならそれまでほかの場所にいましょう．
18 （店頭で）すみません．一つだけのこっていたのもたった今売り切ってしまいました	そっか…．次いつなら買えそうですか？
21 あなた達はあの人のことをそんなに悪くいっていますが昨日災難にあって今は病院にはいっているんですよ．	そうなんですか．ではお見舞いにいかせてください
23 （叔母さんからの電話にでている女性が）叔母さんからですの．ここでもう一度お別れがしたいから暫く待っていてほしいといっていますが困ったわね！	いそがしければこれで帰ります．ありがとうございます．

8の遠足の仲間に入っていないということに対してAは「かくにんしてみる」と反応した．遠足の参加者リストが用意されており，その中に入っていないというのであれば，リストの確認は可能であろうが，この場面では，発話者が聞いたことを伝えているにすぎない．とするならば，話題になっている女友達にAが「聞いてみる」あるいは「聞いて確かめてみる」といった発言をするのがふさわしいように思う．使用している言葉が少し場面からずれているように思われる．

9の質屋でのやりとりも，不思議である．質屋であるので，質草を受け出しに来たというのが状況であり，質屋に通うほどであるから金銭的にゆとりがあるわけではないだろう．とするならば旅行に出かけるために必要なレインコートの代用を用意する余裕に乏しいのではないだろうか（もちろん旅行に出かける程度の余裕はあるのではあるが）．こう考えてみるとAの「他で用意するので大丈夫です」という回答は，状況にそぐわないものといえよう．

10の「君は嘘つきだ．君にはそれがわかっているはずだ.」という決めつけに対しAは「ちょっと待って！　僕も悪いからあやまるけど説明もさせて.」と言うように，「嘘つき」をあっさりと受け入れ，自分は嘘つきだと認めているようなのである．「説明もさせて」と言う前に，説明をしてしまうのが通常ではないかと思う．説明をしたいと言うだけで，具体的な説明が書かれているわけではない．このようにこの状況でのAの回答は，相手の言うことがまさに自分のことを言い当てているように感じ，それに対して説明することもできないでいることを示唆している．他者の攻撃性にAは圧倒され，なすすべもない．SCTでAは「14 私のできないことは　自分の意見を素直に言うこと」と記していたが，ここでの状況はまさにSCTの文章に合致する．

11の間違い電話についてのAは「かくにんしますね」と言っている．しかし間違って電話してきているのは相手のほうなので，受けた人は間違いについて確認しようがない．おかれた状況をAはよく理解できていない．

13の約束したのに会えないとの相手に対しAの回答は，「いつなら大丈夫そうですか？」と尋ねている．14の待ち合わせに遅れた状況でのAの回答は「大丈夫ですかね？」というものであった．16の交通事故場面でのAの回答はやはり「大丈夫だと思ってしまって」とあった．Aは，先に紹介した，9の質屋の場面でも「大丈夫」を使用していた.「大丈夫」というのが口癖なのかもしれないが，大丈夫と言うことで，状況の判断を棚上げしているように思える．13 の場面で，相手が友達であるかのようにフランクに「いつなら大丈夫そうですか？」と尋ねるのは，状況にそぐわないように思えるし，14 の場面でも「大丈夫ですかね？」と質問し返しても，それに対して答えようがない．16 の回答もすでに事故を起こしてしまっており，事故の大きさから考えても，回答の不自然さは著しい．

鍵をなくした 17 の場面での A の回答は「相かぎも家族がもっているならそれまでほかの場所にいましょう.」であり,「合鍵」の誤字がみられ，また「家族がもっているなら」と別の場面設定を導入して，その仮の設定のうえでの解決方法を提案している．しかしそもそも合鍵があるなら「困ったね」という状況にはならないし，家族が持っているという状況であるならば，いまどき携帯電話で呼び出すのではなかろうか.「ほかの場所にいましょう.」という「ほかの場所」とはいったいどこなのであろうか．このように A は，困難な状況に対して，場にそぐわない回答をしていることになる．

商品が今売り切れたという 18 の場面では，A は「次いつなら買えそうですか？」と回答しているが，そもそも「いつ」という問いかけに，即座に店員が答えを返すことは難しいのではなかろうか．何の商品かはわからないが，商品の在庫確認や流通経路の問題があるので，そもそも「買える」と前提できるかどうかもわからない．商品を購入できるという前提が成り立たないかもしれないのである．

21 の病院に入院しているとの話を聞いた A の回答は「ではお見舞いに行かせてください」というものであったが，話者は入院しているとの話の前に「あなた達はあの人のことをそんな悪くいっていますが」と言っており，この部分には A は何の反応もしていない．A は他者の攻撃的な発言を無視してしまうらしい．SCT においても陰口が気になると記していたが，それは自分に向けての陰口でなくても気になっていたのである．

叔母さんからの電話に対する対応を描いた 23 の場面では A は「いそがしければこれで帰ります.」と回答しているが，叔母さんが会いに来るのを断るために「自分は忙しいから帰ります」といえばすむところを「いそがしければ」

と仮定法を使っている．これは叔母さんが忙しければという意味になろうが，叔母さんは会いに来たいとすでに言っているのであるから A は状況を読み間違えている．

以上のように PF スタディの回答を細かく見てみると，A は課題の状況を的確に捉えられていない場面がかなりあることになる．

d.　A の心理検査のまとめ

A の樹木画では，描かれた木は幹が太く樹冠がある（図 2.1）ことから大きい木をイメージしたのだと想定されるが，草むらテストの人物は棒状で，紙の大きさに対して小さく描かれていた（図 2.2）．つまり 2 つの描画で，樹木は大木なのに対し人物は小さいという特徴が現れていた．樹木画は「実のなる木」を描くことを求めているのであるから自己に対して外部にあるということで外界を表し，草むらテストでは「草むらに落とした 500 円を探している自分」を描くように求めているので描画された人物を自分（自我）と考えるとすると，外界は比較的よく捉えられているが，それに対して自我の捉え方は貧困と言い換えることができよう．安永浩は，統合失調症の精神病理をパターンという概念で精緻に展開した[6)]．その詳細についてここで紹介することは割愛するが，非常に単純にパターンを自己と他者の関係にあてはめてみると，自己と他者の力関係は，自己が強く，他者が弱いという関係が健康な状態ということになる．自己が他者より優位になることで，自己が安定して保たれる．しかし統合失調症ではそのパターンに逆転が起こり，自己より他者が強くなる．そのため自己が他者に圧倒されると感じ，それが進行すれば他者に侵入されると感じる被影響体験が生じる．このパターンの考えをここに導入すると，樹木が大きく，人物が小さいという関係は，外界が優位となり，自我が劣位にあることを示唆し，自己が優位ではなくなってしまったパターンの逆転が起こっているということになる．パターンの逆転をより進めて考えてみると，他者に圧倒され，侵入されるという状況では，自己の存在そのものが危ぶまれよう．そのような状態では自己についての言及は非常に曖昧になると思われる．SCT で記されている「分からないことが多い」「分からなくなる」といった事態は，そうした外界から圧倒されてしまって自己がわからなくなるということであろうし，自己がわからなければ自分の意見も言えないということになる．つまりSCTに記されているように自分の考えがわからない，あるいは自分がいなくてもだれも悲しまないといったように自己の存在感が希薄になるあるいは現実感が希薄になると思われる．

また筆者は認知的課題を統合失調症患者に実施し，患者自身では部分を全体の中に的確に位置づけられない特徴があることを報告し，それを統一的視点の設定困難と名づけている[7]．部分と全体の関係を的確に把握できないのである．PFスタディに現れているAの状況認知の甘さや軽微なずれは，場面の全体状況に合わせて回答を引き出すことに失敗していることを示している．したがってここでは統一的視点の設定困難に合致する認知障害が想定される．

このようにAには自己と他者の関係においてパターンの逆転が生じ，自己内面の貧困化が認められ，統一的視点の設定困難の認知障害が存在することから，統合失調症が想定されると報告された．それを受けた外来主治医は，その後，診断を統合失調症と確定し，治療を開始することになった．

2.3 症 例 B

Bは23歳の男性で，大学を卒業し就職したが，「考えがまとまらない」「寝つけない」の主訴で来院した．診断補助のために心理検査が依頼された．

a. 描画検査

Bの描画検査の結果を図2.3，図2.4に示した．図2.3は樹木画，図2.4は草むらテストの描画である．樹木画における木の幹は太く，枝は張り，樹冠は雲状に枝を包んでいる．比較的大きな木をイメージして描いているといえよう．それに対し図2.4の草むらテストにおける人物は，非常に小さく，しかも頭以外は棒状に描かれている．

b. SCT

BのSCTの特徴的なものを表2.3に示してみたい．Bの回答をみると回答に具体性がなかったり空欄があったりする．ここで示されているSCTの内容

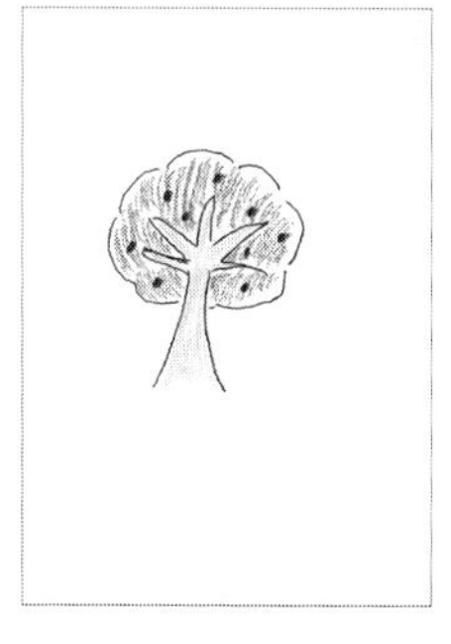

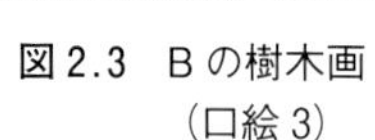

図2.3 Bの樹木画（口絵3）

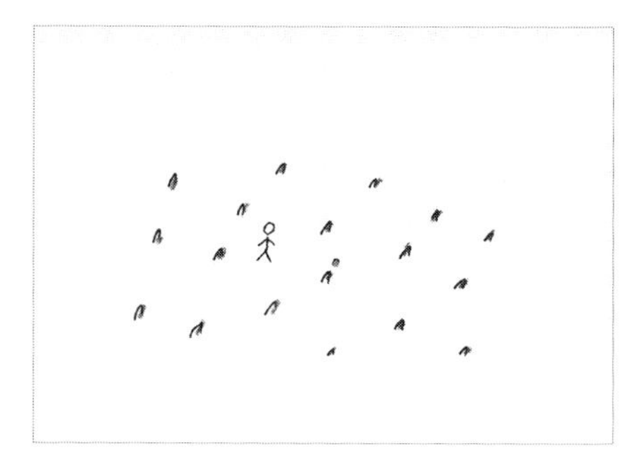

図2.4 Bの草むらテスト（口絵4）

表2.3 BのSCTの回答

	刺激語	回　答
SCT Part Ⅰ	8　私が知りたいことは	特にない
	13　人々	は幸せである
	14　私のできないことは	（空欄）
	19　私がひそかに	（空欄）
	24　私の不平は	特にない
	26　職場では	自分に合わなかった
SCT Part Ⅱ	1　家では	安静に暮らしている
	15　私の頭脳	は難しい
	17　私の野心	は成り上がる事である
	19　私の気持	は複雑だ
	20　私の健康	は生きる上で重要だ

が示唆することは，「私」についての言語化ができていない，あるいは漠然としているということであり，家では何もしていない，つまり無為に過ごしているようにみえるということである．

c. PFスタディ

PFスタディにおけるBの独特な回答について表2.4に紹介してみたい．このようなPFスタディの回答からBにどのような傾向が考えられるのであろうか．花瓶を壊した2の状況ではBは「母に謝りたい」と言っているが，刺激

表 2.4 B の PF スタディの回答

	刺激語	回 答
2	あら大変だわ！ あなたが今割ったのは母が大切にしていた花瓶なんですよ.	すみません. 母に謝りたいと思います
10	君は嘘つきだ. 君にはそれがわかっているはずだ.	何で分かっていると思ったんですか？
12	この帽子があなたのものでないとするとあの男がまちがってあなたの帽子をかぶって帰り代わりに自分の帽子をおいていったにちがいありません.	そうかもしれません. 聞いてみます
16	君が無理に追い抜こうとしたのが間違いだよ.	そうですね. 気をつけます
17	まあ！ 鍵をなくしたの？ 困ったわね. 入れないわ！	ごめんなさい. 探しに行ってきます
21	あなた達はあの人のことをそんなに悪くいっていますが昨日災難にあって今は病院にはいっているんですよ.	そうなんですか. どんな災難にあったのですか？

語中の「母」はBの母親ではないので「あなたのお母さんに謝りたい」というのが通常と思われる. 10の嘘つき呼ばわりにされた場面では, Bは自分を嘘つきと見抜いたのはどういったことからかと問い直しているようであり, 自分のことが相手に見抜かれていると感じているかのように思える. 帽子を間違って持って行かれた12の場面ではBは「聞いてみます」と言っているところをみると, 帽子を持って行った「あの男」のことを知っていることになる. 16の追い抜き事故の加害者として対応を迫られているBは「そうですね. 気をつけます」と答えているが, 次回から気をつけますといった対応は, 事故状況から考えてふさわしいものではないといえよう. 鍵をなくした17の場面でBは「探しに行ってきます」と答え, なくしたから探すと単純に考えているようであるが, 部屋に入れないという今の困難な状況に対しては, どのように対応するのかについては回答していない. あてがない鍵を探すという行為よりも優先すべきことがあるのではなかろうか. 段取りの優先順位がおかしいと思われる. 21の場面ではBは「災難」にのみ反応し, それ以外のことについては無視している.

d. Bの心理検査のまとめ

Bの樹木画は，木は成長した幹のしっかりした，樹冠の豊かなものであった（図 2.3）．これに対し，草むらテストの人物は棒状で用紙の中で非常に小さく描かれていた（図 2.4）．2.2 節の d で述べたように，樹木を外界，人物を自己とみなすと，外界はしっかり把握できているが，自己は貧弱であることになり，この特徴は A と同様である．安永浩のパターン[6] の逆転に対応した描画とみることができる．

SCT では，「私」について漠然としか語れず，自己の空漠さが示唆され，さらには無為な生活を送っていることが暗示された．パターンの逆転があれば，自己の明細化は損なわれると思われ，SCT の文章はそうした自己の明細化の乏しさを示している．

PF スタディの回答では，B は状況について的確に捉えその状況に合った対応ができていない課題がいくつかあり，その対応は，状況の部分的な把握によってなされたものと見ることができる．このことは統合失調症患者の特徴である統一的視点の設定困難[7] の所見に合致する内容が認められている．

以上のことから B は統合失調症と考えられると報告された．その後，外来主治医は，統合失調症と診断を確定し，治療を開始した．

2.4 症　例　C

C は 22 歳の男性で，会社へ行くのがつらくなり，会社に行っても仕事が全然手につかないと受診した．実は C はこの受診の 1 年前に周りの人の目が気になり，仕事が手につかなくなって会社を辞めてしまったと訴えて外来を初診したが，このときは外来受診が 3 回続いた後で中断していたので再診ということになる．再診に際し，外来主治医は，統合失調症を疑い，診断補助の目的で心理検査を依頼した．

a. 描 画 検 査

C の描画検査の結果を図 2.5 と図 2.6 に示した．図 2.5 の樹木画は，地面が描かれ，幹は太いが，樹冠は幹の上方にあり，幹と樹冠の大きさのバランスが

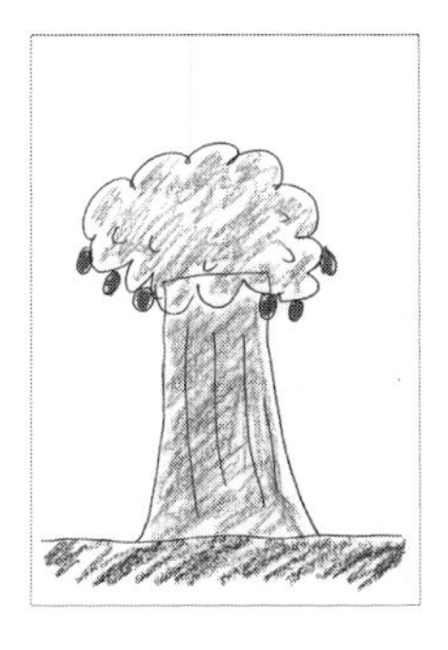

図 2.5 C の樹木画
(口絵 5)

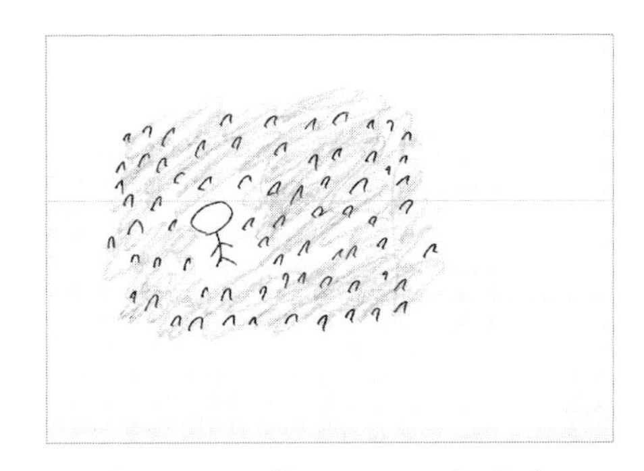

図 2.6 C の草むらテスト（口絵 6）

悪くなっている．幹の上端は直閉になっており，実は樹冠になっているように描かれていた．また幹には縦の筋が 4 本描き加えられていた．図 2.6 の草むらテストの描画では，人物は棒状で小さく描かれているが，頭を示す丸はほぼ身体と同じ大きさである．草むらは背景に広く広がっている．

b. SCT

SCT（表 2.5）では「5 家の人は私を　必要とは思っていない．」(Part I) とあるように，家族から受ける緊張感があることを示唆しており，「5 もし私が　普通の人だったらどれだけ親に楽させてあげただろう．」「16 将来は真っくらだ．」「19 私はひそかに　いなくなろうと思っていた．」(Part II) とあるように C は自身を普通の人とは感じておらず，自己に存在価値があるとは思っていない．「7 もう一度やり直せるなら　生まれた時に戻りたい」(Part II) とあるので，今の自分に対して存在しないほうがよいと思っている．他者に対してうまくしゃべれないということもあり，他者に対して充分な強い自我がないことを示していよう．人々に対しては「うるさいだけ」，嫌いなのは「人間」といったように他者に対しては否定的な印象しかもっていない．つまり C は，家族ばかりでなく人々，あるいは人間一般に対して緊張感をもっていることになり，そして自分は普通ではない，自分の将来は無である，誕生から今までの生活をやり直したい，と感じている．このように C は外界に圧倒され，それに対応すべき自我がなく，緊迫感の中にいると理解される．

表 2.5 C の SCT の回答

	刺激語	回　答
SCT Part I	5 家の人は私を	必要とは思っていない.
	8 私が知りたいことは	死んだ後の事.
	10 私がきらいなのは	人間だ.
	12 死	は別に怖くない.
	13 人々	はうるさいだけだ.
	14 私のできないことは	人とうまくしゃべれない.
	16 将来	は真っくらだ.
	19 私はひそかに	いなくなろうと思っていた.
	20 私の不平は	は悪い事しかない.
SCT Part II	5 もし私が	普通の人だったらどれだけ親に楽させてあげただろう.
	7 もう一度やり直せるなら	生まれた時に戻りたい.
	21 私が残念なのは	思ったことを言えない.
	30 私がわすれられないのは	しんせきの人から言われた言葉

c. PF スタディ

PF スタディでの反応は表 2.6 のようなものであった．これらの回答ではどのような点が特徴的だといえるのであろうか．前の座席の帽子が邪魔でスクリーンが見えない状況の 3 の場面で C は「その人に言ってくるよ.」と回答しているが，「その人に」という以上，目の前ではなく少し遠くにいる人に対して「言ってくる」のであろうから，この状況を的確に捉えているとはいえない．時計屋に苦情を言いに来た 5 の場面の婦人に対して C は「新しい時計を買った方がいいです.」と言っているが，婦人の苦情に対して，この発言は，店員として誠実に応えているとはいいがたい．図書館で規則より多い本を借り出そうとしている 6 の場面で C は「読みたいんだからいいでしょ.」と規則無視の発言をし，状況をわきまえていない．7 はテーブルで給仕している人が言い過ぎを非難している場面で，C は「あいつには強く言わないとわからないんだよ.」と発言し，共通の知人についての話題だと理解しているようだが，課題は目の前で給仕している人の苦情に対する応対であったのであるから状況の

表 2.6 C の PF スタディの回答

	刺激語	回 答
3	前の人の帽子が邪魔になって見え難いでしょう？	見え難いからその人に言ってくるよ.
5	つい一週間前に買ったまっさらな時計ですのに三回もなおしにきているのですよ．いつでも家にかえるとすぐ止まってしまうんですわ.	では新しい時計を買った方がいいです.
6	四冊もっておられるけれども図書館の規則では一回に二冊しか持ち出しを許されていないのですが—.	読みたいんだからいいでしょ.
7	でもねそれはちょっと言いすぎじゃありませんか？	そんな事はない．あいつには強く言わないとわからないんだよ.
9	これから旅にお出かけでレインコートがお入用とは思いますが主人が午後でないと帰ってきませんので私ではお出しするわけにはいきません.	なんでだよ．あるなら出してくれよ.
11	すみません．交換手が電話番号をまちがえたものですから—.	なにやってるんだよ.
12	この帽子があなたのものでないとするとあの男がまちがってあなたの帽子をかぶって帰り代わりに自分の帽子をおいていったにちがいありません.	どうしてくれるんだよ．早くそいつを呼べ.
14	あの人は 10 分前にここへきていなくてはならないはずなんですが—.	何やってるんだ．早く来ないのか.
19	学校の前だと言うのに時速 60 キロもだしたりして一体どこへ行くつもりですか？	寝ぼうして会社にちこくしそうだったんだよ.
20	あの人が私達を招待しなかったのは変だわ！	あの人たちとてもいじわるね.
21	あなた達はあの人のことをそんなに悪くいっていますが昨日災難にあって今は病院にはいっているんですよ.	やっぱりバチが当ったのね.
24	お貸ししていただいた新聞をお返しします．赤ん坊がやぶってしまいましてすみません.	こんな物いらないからしょぶんしてくれ.

理解が充分ではなかったといえよう．質屋で質草を受け出そうとする9の場面でCは「なんでだよ．あるなら出してくれよ．」と無理を言っている．やはり状況の理解が十分ではない．深夜の間違い電話の11の場面でもCは「なにやってるんだよ．」と怒りをあらわにし，帽子を間違えてかぶって行かれてしまった12の場面でも「どうしてくれるんだよ．早くそいつを呼べ．」と怒りをあらわにしている．「早くそいつを呼べ．」というのは，帽子をかぶって行ってしまった人が誰だかわかっており連絡先もわかっているならば可能なことであろうが，この状況ではそこまでのことはわかっていない．待ち合わせに10分遅れている人を待っている14の場面ではCは「何やってるんだ．早く来ないのか．」とやはり怒りをあらわにしている．10分の遅れも怒りを誘発する事態のようであり，余裕がないことがわかる．速度制限を超えて停止させられた19の場面でのCの言い訳は「寝ぼうして会社にちこくしそうだったんだよ．」であり，警察官の停止に対する言い訳としての「寝坊」は社会常識を超えている．招待されなかったという20の場面ではCは「あの人たちとてもいじわるね．」と反応しており，意地悪という理解は，状況を被害的に受け取っているように思える．災難で病院に入院したことを伝えている21の場面でCは「やっぱりバチが当ったのね．」と反応し，入院した人に対する共感や同情は見せていない．赤ん坊が新聞を破いてしまったという24の場面に対してCは「こんな物いらないからしょぶんしてくれ．」とぶっきらぼうに答えている．赤ん坊の行動に対する寛容な心は示されていない．

d.　Cの心理検査のまとめ

樹木画は大木が描かれているように見えるが，上記のように，幹上は直閉になっており，実は樹冠からなっているように見える（図2.5）．こうした表現は，退行した表現である．また草むらテストの人物は側面からの描画であるが，背景の草むらは人物の後ろに広く広がっているということであるので俯瞰（個々の草の表現は側面図）で描かれている（図2.6）．こうした表現は描画対象に対する視点が，1つに固定されておらず，多視点からの表現となっていることを示している．樹木の退行した表現ならびに多視点からの描画は，統合失調症の描画の特徴でもある[5]．

SCT における特徴的な表現について拾ってみたい．回答をみるとネガティブな言葉が多い．これら SCT の回答が示していることは，まず希死念慮があるということである．C にとって世の中には良いこともなく，将来に展望ももてない．また C は世の中に必要とされず，世の中からいなくなろうと考えている．C は，自分は普通ではなく，人に対して自分の意見を言えず，うまくしゃべれないと感じている．要するに，普通ではない自己を世の中からなくしてしまいたいと感じている．

PF スタディでは提示された状況の中で，その状況に合わない回答をしており，中には「何しているんだよ.」「どうしてくれるんだよ.」「何してるんだ.」といった粗暴な攻撃性の現れもある．つまり状況の全体を認知できない特徴があるばかりでなく，攻撃性があらわになっている．状況の全体の認知不能は，統一的視点の設定困難[7]に一致している．また初期統合失調症の研究において，顕在発症が近くなると，症状として報告される体験内容が陰惨なものになることが報告されている[8]が，PF スタディでの粗暴な攻撃性の現れは，そうした陰惨な体験に対応する反応と思われる．

以上のことから C は，2.2 節，2.3 節の A，B に比べると，統合失調症の極期に近い特徴を示していると思われ，統合失調症と報告された．その後，統合失調症の診断で薬物療法が開始された．

2.5　統合失調症の心理検査の特徴

ここでは精神科外来で，精神科医が診断に迷った際に公認心理師に心理検査を依頼するような状況で，筆者が近年出会うことが多くなったと感じるような 3 名を紹介した．これら 3 名の受診時の主訴は「会社に行けない」「考えがまとまらない」「仕事に行くのがきつい」というような漠然とした内容のものであった．こうした 3 名の樹木画は，幹が太く，樹冠がある，大木が描かれ，草むらテストの人物は棒人間で小さなものになるという共通性が認められた．樹木画の大木の表現は，外界に対して表面的には対面していられる強さがあることを示唆している．そのため外面的には，崩れているとの印象を与えないということを暗示する．しかし自我の内面は棒人間で示されるように貧弱である．

外界の圧倒的な強さに，小さく萎縮している自我を示しているようである．

SCT では自我がない，自我がわからない，自我が普通ではない，といっているように「私」を含む刺激語に対して「わからない」「思ったことを言えない」と記し，あるいは文章を完成できないでいた．統合失調症の特徴の一つに「自明性の喪失」[9] が報告されているが，それは普通とはどういうことかわからなくなるといった心理状態を指している．SCT で記されていることは，自分自身について，自分がどういう存在かわからないということを示している．自己について通常感じていて当然であるものがわからなくなっているのであり，それゆえ自分を基準にして物事の判断ができなくなっている．こうした状態では他者に対して自己主張はできないということになろう．

自我がわからない，普通でないと感じると，対人関係が大きく阻害されると思われる．異性への対し方，恋愛や結婚，といった対人関係には特に問題が生じやすいと考えられる．上記の SCT の紹介からは省いた，それらに対応した文章をここで見てみたい．A の性についての記述では「女　性どうしで会社で言い合いをしていて怖かったです」「男　性のどなり声が特に怖い」とあり，両性について怖いと記述された．恋愛や結婚に関連しては，「恋愛　はしてみたいとは思う」「結婚　してみたいとは思う」「夫　が出来たら毎日楽しいと思う」「妻　になってみたいとは思う」と記述し，「してみたいとは思う」とあるように，積極的に恋愛や結婚を望んでいるわけではなく，夫についても「出来たら」と言うように，現実的なものとして捉えられていない．25 歳の社会人女性としてみたときに，異性，恋愛，結婚は一般的に大きな関心ごととしてとらえることが多いと思われるが，A はそれらに対して現実感が乏しい．

次に B の回答についてみてみたい．B は「女　は大切にすべきだ」「男　は仕事ができるべきだ」と，両性について「べきである」と杓子定規に述べている．恋愛や結婚に関しては「恋愛　はそれなりにしてきた」「結婚　はいずれ訪れるものだと思っている」とあり，「夫　は尊敬できる人であるべきだ」「妻　は家庭を一番に思うべきだ」と記している．こうしてみると，恋愛は B にとって重要な人生上のできごとではなく，性に関してばかりでなく，結婚，夫，妻について現実的なイメージをもたず，それらが現実性に乏しいものとなっている．23 歳の社会人男性としてみると，B の異性や恋愛に対する関心は極めて薄いといえよう．同様なことはCにもいえる．Cは「女　はにがてだ」「男　は仕事をして家庭をやしなっていくものだ」と反応し，「恋愛　はあまりきょうみがない」ものの，それでいて「結婚　はしたい」と記している．しかし「夫　はきょうりょくして家庭を築く」「妻　はできれば欲しい」と夫の役割に対する考え方は常識的で，妻はできれば欲しい，ということで，結婚したいと述べている割に積極性に乏しい．しかしなによりも女は苦手で，恋愛には興味がないのであるから，結婚そのものが難しいと思われる．こうした異性や恋愛への関心の乏しさは，22歳の社会人男性としてみると，その関心の乏しさは顕著なものと思える．

以上のようにここで紹介した3名の性，恋愛，結婚への関心は，いずれも乏しい，ないしは回避的である．これまで述べてきたように自分がわからないといった自明性の喪失が起こっていることからすれば，対人関係が大きく阻害されることは充分理解されることであり，その結果として濃密な対人関係の場である恋愛や結婚についての現実感の乏しさが示されたと考えることができる．

さてPFスタディに目を転じてみたい．PFスタディでは，ストレス場面の認知が，状況全体をもとにしたものではなく，部分をもとにしたものになっているために，反応は状況からずれたものとなっていた．このことは統合失調症の統一的視点の設定困難といった認知障害の現れと思われた．さらにはストレス場面で粗暴な攻撃性があらわになることもあり，統合失調症の発病に際し，体験が陰惨なものになっていくこと[8]の反映と思われた．

以上のことから診断補助として心理検査を使用する際に，描画検査，SCT，PFスタディを使用することが有効であり，各検査の特徴的な偏りを手がかりに，総合的に統合失調症と判断するような報告が可能となると思われた．それらの手がかりは

1）樹木画と人物のバランスが悪く，樹木は大木であるにもかかわらず人物は小さな棒人間であること（パターンの逆転）
2）SCTで「私」を想定させる刺激語において「わからない」あるいは無反応がみられるというように自己の空虚化，空漠化が起こっていること（自明性の喪失）
3）その結果としてSCTにおいて恋愛，結婚といった濃密な対人関係が成

り立たないことが示唆されること（対人関係の不成立）

4）PF スタディではストレス状況を全体的に捉えられず，部分的に反応することで歪みが生ずること（統一的視点の設定困難）

とまとめられる．

なお，本章で紹介した3名の心理検査の結果については，第6章の「心理検査からみた初期統合失調症」で報告した症例との心理検査結果と類似したものとなっている．そのため，初期統合失調症の可能性も考える必要があろう．

〔**横田正夫**〕

▶文献

1）日本統合失調症学会（監修）・福田正人・糸川昌成・村井俊哉 ほか（編）（2013）．統合失調症　医学書院

2）木村　敏・松下正明・岸本英爾（編）（1990）．精神分裂病―基礎と臨床―　朝倉書店

3）池田豊應（1990）．心理テスト　木村　敏・松下正明・岸本英爾（編）（1990）．精神分裂病―基礎と臨床―　朝倉書店　487-493.

4）Weiner, I. B. (1966). *Psychodiagnosis in schizophrenia.* John Wiley & Sons.（ワイナー，I. B.，秋谷たつ子・松島淑恵（訳）（1973）．精神分裂病の心理学　医学書院）

5）横田正夫（2018）．描画にみる統合失調症のこころ―アートとエビデンス―　新曜社

6）安永　浩（1977）．分裂病の論理学的精神病理―「ファントム空間」論―　医学書院

7）横田正夫（1994）．精神分裂病患者の空間認知　日本心理学会

8）関由賀子（2003）．初期分裂病における自生記憶想起―横断的･縦断的諸相と臨床的意義―　精神神経学雑誌，**105**，103-133.

9）Blankenbrug, W. (1971). *Der Verlust der natürlichen Selbstverständlichkeit : Ein Beitrag zur Psychopathologie symptomarmer Schizophrenien.* Ferdinand Enke Verlag.（ブランケンブルグ，W.，木村　敏・岡本　進・島　弘嗣（訳）（1978）．自明性の喪失―分裂病の現象学―　みすず書房）

3

SST からみた統合失調症

—パーソナル・リカバリーの視点から—

3.1 はじめに

統合失調症の治療には薬物療法と心理社会的治療の両輪が重要といわれて久しい．西園昌久は統合失調症の治療として，①精神症状に対する適切な薬物療法，②生活技能の障害に対する SST（social skills training），③自己喪失の挫折感から救出するための精神療法，④社会的支持・家族機能の回復による社会的不利益の改善の 4 点をあげている[1]．また安西信雄は，患者にとってリカバリーに向けて必要とされる心理社会的治療としてアメリカのガイドライン（patient outcomes research team：PORT）を紹介している[2]．それによると①包括型地域生活支援プログラム，②援助つき雇用，③認知行動療法，④家族支援サービス，⑤トークンエコノミー，⑥ SST，⑦アルコールと物質使用障害への心理社会的介入，⑧体重管理心理社会的介入の 8 項目を「推奨される心理社会的治療」としている．わが国においても精神疾患の標準的治療ガイドラインの策定に関する研究の一つとして群馬大学の福田正人が研究代表者となって「主体的人生のための統合失調症リカバリー支援—当事者との共同創造 co-production による実践ガイドライン策定—」が進められ，この研究に SST 普及協会も加わり，丹羽 SST 普及協会会長が分担代表者となって「SST の発展を通した統合失調症リカバリー支援，被災当事者支援」に取り組んできた．こうして，薬物療法と心理社会的治療が歩調を合わせ，さらにいろいろな地域生活サービスが整備されるようになり，患者のリカバリーに向け大きく前進しはじめるようになった．リカバリーを提唱したアンソニー（W. A. Anthony）は「リカバリーとは精神疾患の重篤な影響を乗り越えて，成長しながら自分の人生における新たな意味と目的を見出すことである．〔中略〕それは病気による制約があっても，満足のいく，希望に満ちた人生を送ること」としており，症状や疾患の回復のみに着目するのではなく，社会での役割，希望，生きがいに視点を置いた考え方を示した[3)]．欧米を中心にようやくこの考え方が浸透しはじめ，症状の軽減，日常生活を営む力の回復の臨床的リカバリーのみでなく，当事者の立場から考えるパーソナル・リカバリーが注目されるようになってきた．ここでいうパーソナル・リカバリーとは「精神障害からの回復ではなく，精神障害をもちながら，ふつうの人として元気に生きるという考え方を身につけられるようになること」である．つまり当事者が自分の考えでもっていろいろなことを選択し，決定していくこと，そして社会の中で役割を担い，支え合う仲間がいて孤立しないで自分らしく生活していけることを意味する．心理社会的治療の一つであるSST もこのパーソナル・リカバリーの視点を組み入れていくことが求められる[4)]．

本章においては，筆者が長年取り組んできた統合失調症患者を対象としたSST で出された課題に焦点を当て，患者とその家族が日常生活で抱える「生きづらさ」そして「希望」を提示して，それにSST がどう応えているかを示していく．さらにSST 経験者の語りから彼らがSST にどのような効果を実感し，何を期待しているかを明らかにし，統合失調症の患者さんのパーソナル・リカバリーとSST について考えていく．

3.2　SST について

a.　SST の歴史

SST の誕生には，欧米で脱施設化の機運が高まってきた1960 年代にリカバリーモデルが登場したことが背景にある．症状のみに注目する治療的視点から，患者自身がもっている能力を引き出し，地域の中で生活していく力を高め，自分らしく生きていくことが大事だとするもので，そのリカバリーを促進させる援助技法としてSST は誕生した．わが国では，このSST を考案した1988 年のR. P. リバーマン（R. P. Liberman）の来日以後に普及しはじめその後，1994 年に「入院生活技能訓練療法」として診療報酬化された．現在の従事者の内訳は看護師，作業療法士のうち1 名と，精神保健福祉士，公認心理師，研修を受けた看護助手のうち1 名が最大15 人の患者に実施できるとなっている．従事者のうちに公認心理師が明記されたことで，公認心理師はこれから病棟での SST において中心的役割を担うようになるであろう．診療報酬が設定された翌年 1995 年に「SST 普及協会」が発足し，全国どこでも SST を受けることができるよう普及活動を繰り広げている．現在では，精神科領域にとどまらず，福祉，教育，産業，司法などの領域にも対人関係の課題を抱える人たちへの援助技法として広がってきている．筆者は 1986 年から大学病院の病棟とデイケアで SST に取り組みはじめ，その後作業所においても実施してきた．また，デイケアの家族会でも心理教育を含めた家族 SST を試みた．

b. SST とは

SST（social skills training）を日本語では社会生活技能訓練，生活技訓練と表現している．訓練という言葉があまり良い印象を与えないこともあって，SST 普及協会では「生きる力を育む」という表現を用いて説明している．social skill，つまり，生活技能には 3 つの領域が含まれていて，一つは生活をしていくために必要なスキル，すなわちリビングスキルである．もう一つは周りの人と良い関係をつくり地域の中で自分らしく生活していくスキル，コミュニケーションスキルである．そして，再発しないで地域で良い状態を維持できるための服薬・症状自己管理のスキルである．SST では主にコミュニケーションスキルに焦点が当てられ，相手の気持ち，言葉，状況を理解する受信技能，それに対してどう対処していくかの処理技能，そして自分の考え，思いを相手に伝える送信技能に取り組んでいく．また，SST では統合失調症の患者がもっている思考のパターンや間違った解釈にも注目し，思い込みの強い考え方を柔軟にし，周囲とのコミュニケーションの困難さを和らげていく．

c. SST の実際

SST はスタッフの一方的な押しつけではなく，本人の気持ちを大切にし，希望の実現に向けて援助していく技法である．丹羽真一は「SST に求められること」として①共同意思決定の強化：当事者の希望から出発すること，②本人の内発的動機づけ，主体的参加の尊重と強化，③非機能的な自己認知と社会的認知・メタ認知への介入の統合，④認知機能の改善や認知リハビリテーションと結びつけること，⑤地域生活支援のコア技術として位置づけることの５点をあげている[4)]．なお，それにはまず SST の場で患者が安心して自分の思い，希望を語れる雰囲気を整えることが必要である．

実際の進め方について説明すると，グループで行うのが一般的であるが，診察や面接の中で個別に行うこともある．進め方は毎回決まった順序で行われ，この明確な構造は，統合失調症のような特に変化に弱い患者が安心して参加できる要素の一つになっている．

SST を始める前にスタッフは患者と一緒に参加の目標を考える．これからどうしたいと思っているのか，希望を聞いていくこの過程は参加への動機づけを確かなものとすることにつながる．次に希望の実現に向けて具体的な練習に入っていくが，その前に緊張を和らげ練習に入りやすくするためのフォーミングアップを行う．グループが和んだところで前回の振り返りを行い，練習したことが実行できたかを報告してもらう．そしていよいよ練習に入る．本人の希望に沿った課題で，場面をつくって相手役を決めて実際に近い形で練習をする．これをロールプレイという．そのロールプレイで良かったところをリーダーと他のメンバーがフィードバックする．特にメンバーからのフィードバックは効果的でとても自信になるようだ．次は，さらに良くするための改善点を一緒に考える．この一歩前進するためのアドバイスには，ほとんどの患者は真剣に耳を傾けている．そのアドバイスを実行するにあたって他のメンバーからお手本（モデリング）を見せてもらう．このモデリングという技法は新たな行動を取り入れやすくし，実行意欲を高めることにつながる．そして改善点を取り入れてもう一度練習をし，再び良かったところ，良くなったところをメンバーから言ってもらう．それを実生活で実行し，その結果を次回に報告する．以上の流れで進められるが，詳細は解説書を参考にしてほしい．

3.3　SST で出された課題

前述のように SST では本人の希望を大事にし，目標達成に向けて練習を進めていく．その中で出された希望から統合失調症の患者が何を求め，どうありたいかその思いに触れることができる．以下，病棟，デイケア，就労移行支援

B 型作業所，家族会の SST で出された課題をとりあげていく．

a.　病棟での SST

精神科病棟では主治医の方針で参加が決まることが多く，本人の動機づけがうまくいかないケースもある．その対策として筆者は，回診や活動の中で交わされる会話の中から患者が今病棟ではどんな状態なのか，家族とはどうなのか，これから先どんな生活を望んでいるのかなどの情報を集めて，それをもとに患者と個別に会って SST が役立つと思うことを説明し参加への動機づけを行ってきた．この段階がうまくいくと患者自ら参加への意欲を示し，希望を語るようになる．以下に 4 事例を提示しどのような課題が出されるかをみていく．

■ A の事例：面会に来た息子と何も話さない 50 代の主婦

A は，退院したいと思っているが面会に来てくれる息子とほとんど会話はなく，荷物を受け取るだけであった．これでは退院しても家族とのコミュニケーションはうまくいくとは思えなかった．そこで，退院したいという A の希望に向けて，家族と会話が少しでもできるようにという目標で SST を開始した．以下にその様子を示す．

筆者：「面会に来てくれる息子さんとどんな話をしているの？」

A：「何も話さない」

筆者：「どうして？」

A：「息子はいつも自分を怒るから」

筆者：「怒られないように何も話さないようにしているのね．」

A：「そう」

筆者：「A さんの気持ちとってもわかるね．……みんな，何か良い方法ないかな？……息子さんせっかく来てくれてるから」

他の患者①：「『ありがとう』とだけ言ったら怒らないと思うよ」

筆者：「そうか，A さん『ありがとう』と言うのはどう？　ちょっとお手本を見せてもらおうか．A さんになったつもりでやってもらえる？」

他の患者①：「いいですよ」

〈モデリングを行う〉

筆者：「A さん，今のお手本のように『ありがとう』と言うのをやってみようか」

A：「はあ」

〈ロールプレイ後のフィードバック〉

筆者：「言えたね．聞こえたよ．良かったところは？」

他の患者②：「はっきり言えてたよ」

他の患者①：「『ありがとう』と言われると来てよかったと思うよ」

筆者：「さらに良くなるためのアイデアある？」

他の患者②：「ちょっと笑顔で言うといいよ」

筆者：「そうか，次の回にそれを練習しよう．今日は，『ありがとう』と言えたことで 100 点．次の面会はいつ？」

A：「いつも土曜日」

筆者：「土曜日ね，『ありがとう』を宿題にしていい？」

A：「はあ」

■ B の事例：妹との会話で悩む 10 代の女性

B は 3 年近く入院しているが，そろそろ退院の話が出ている．B には小学生の妹がいるが，これまで外泊はせず，母親との外出を繰り返してきた．退院の話が出はじめて試験外泊をすることになったが，B は久しぶりに会う妹と何を話したらいいか不安になり SST のときにそのことを語りはじめた．

筆者：「B さん，退院が近いようね」

B：「今度外泊するんだけど，ちょっと不安」

筆者：「何が不安？　みんなで考えるよ」

B：「妹とどんなことを話したらいいか……」

筆者：「妹さんと久しぶりに会うのね．妹さんはいくつ？」

B：「5 年生」

筆者：「5 年生か，みんなどんな話がいいか考えてあげて」

他の患者：「今，はやっている歌の話がいいよ．」

筆者：「それはいいね．B さん歌をよく聞いているからね」

B：「歌手の話なら話せる」

筆者：「それじゃ，今日は外泊のとき妹さんと歌手の話をする練習をしておこうか」

■ C の事例：毎回「あいさつ」を希望する 20 代の女性

口数が少ないCは，SSTに毎回出席するが，いつも決まって「あいさつ」の練習を希望する．しかし，その理由を話すことはなかった．繰り返される同じ課題にどうしたものかと思い，毎回少しずつ変化をつけて難易度を上げていった．最初は看護師に「おはよう」と声をかけられたら返すという段階から，次は同室の患者に自分から「おはよう」と，次は病室の清掃員に，最終段階では自分から同室の患者の面会者に「こんにちは」とあいさつをする課題に取り組んでいった．次第にCの表情が良くなり，病棟行事への参加も積極的になってきた．退院に向けてようやく話を聞くことができた．もともと美容師の見習いをしていて，もう一度美容院で働きたいと思っているとのことだった．それを聞いて，Cがあいさつの練習を繰り返し希望していたことに納得した．美容院で見習いをしているときにあいさつが苦手で苦労してたことが想像できた．この「あいさつ」の課題はCにとって希望の実現に欠かせないものだったに違いない．

■ D の事例：臥床しがちな 60 代の主婦

Dは病棟スタッフの活動への誘いに応ずることなく，いつも臥床していた．そんなDに主治医からSST実施の指示が出た．SST担当者はDがまったく病棟活動を拒んでいるのでSST活動への参加は難しいと思ったが，まず，ベッドサイドに足を運んで，Dと話をすることから始めた．Dはそれには応じ，ポツリポツリと話をした．「子どもはいるけど，誰も面会に来てくれない．病棟でも話をする人がいなくてさびしい．友達がほしい……」という内容であった．そこでSSTのスタッフが「どうしたら友達をつくれるかSSTで一緒にやってみませんか」と誘ってみると，「行ってみようかな」と気持ちが動いた．DはSSTに顔を出すようになり，病棟で気の合いそうな人をみつけることから始めていった．

b.　デイケアでのSST

デイケアでは家族との関係，友人関係，アルバイトの面接が課題として出される．復学，復職を控えているメンバーからは新しい生活への不安，とまどいが出されることもある．デイケアのメンバーが SST で何を求め，日常生活に活かされているかを 6 事例からみていく．

■ E の事例：復学前の 15 歳の男性

E は中学 2 年生から不登校になりデイケアに通っていた．ある日の SST で「復学したらみんなから『どうしとった』と聞かれるに違いない．どう返事したらいいかわからなくて……嘘をいうのも嫌だし，精神科にかかっていたと言うのも……」と話しはじめた．先輩メンバーたちはその話を聞いて，いろいろなアイデアを出してくれた．E は，その中の一つ「体調が悪かった．でも元気になったからよろしく」が一番自分にピッタリくると言って練習に取り組み，最後に「これで安心した」とホッとした表情を見せた．その後の SST では「復学する前に，お母さんから言われる前に，自分から行動できるようになりたい」と，意欲的に朝起き，風呂掃除に取り組んだ．

■ F の事例：休学中の男子高校生

F は，朝デイケアのドアを開けたとき「おはようございます」を声に出すことができないで，いつも無言で入ってきていた．F はそのことを気にしていたようで，SST のときに思い切って「朝，デイケアに来たときあいさつしなければと思うけど，タイミングがわからなくて何も言えない」と自分の気持ちを語った．それを聞いていたある女性メンバーから「わかる．私もそうだったよ．でも勇気を出して言ったら，その日とてもハッピーだった．勇気出して！」と励ましの言葉が返ってきた．この一言が後押しとなったようで練習に取り組み，「おはようございます」と声が出るようになった．それが自信となって，次には「年配のメンバーから話しかけられたら自分の考えを言ってみる」とステップアップした課題に取り組み，ついにはデイケアから地域に目が向くようになり，陶芸教室に通いはじめた．

■ G の事例：高校中退した 20 代の男性

G は高校のときに発病し，その後中退しデイケアに通っていた．ある日，SST の時間に何を思ったのか「パチンコを辞めたい」と言い出した．それを聞いていたメンバーたちはどうすれば辞められるかを一生懸命考えアイデアをいくつか提案した．その中には「パチンコに行くとき 500 円だけ持って行く」「パチンコに行く回数を週 1 回にする」「パチンコ以外の楽しみをみつける」などである．これを聞いていたGは突然「なぜパチンコに行きたくなるのか今わかった」と語りはじめた．「僕は，高校のときに病気になって学校を休んだり，入院したりして友達と疎遠になって，孤独だったからだ．その孤独感をパチンコで満たそうとしていた．でも今みんなが自分のことを一生懸命考えてくれて，自分には仲間がいることに気づいた」と．メンバーたちは筆者も含めてあっけにとられてしまっていた．次の回のSSTで彼は「あれからパチンコには1回も行ってないし，行きたいとも思わなかった」と報告してくれた．ちなみにSSTで練習したことはパチンコに行く代わりに山歩きを始め，そこで出会う人とあいさつを交わすということであった．

■Hの事例：家族と暮らす30代女性

Hは，弟の婚約者が家に来るので自分の病気のことを話しておいてほしいと母親に話すと「そんなこと言う必要ない」と突っぱねられた．でもHとしては，これから家族として付き合っていくのだから絶対話しておきたく，どうしたらよいのだろうとSSTでその思いを語った．この問題は他のメンバーにも共通する課題であるに違いないと思い，一緒に考えようと促した．いくつかの方法の中からHが選んだ方法は，「弟に相談してみる」だった．その練習をして実際に相談にこぎつけることができた．弟から「わかった．自分から話しておく」という返事をもらうことができ，安心したと報告があった．その後，Hはこれまで躊躇していた病気のことをオープンにしての就職に積極的に挑戦しはじめた．

■Iの事例：母親に自分を認めてほしい20代女性

Iは若い女性である．IからSSTで話されたことは母親のことであった．「うちのお母さんに腹が立つ．近所の人から『娘さんはどうされてますか？』と聞かれて，『娘はアルバイトに行ってます』と言ったらしい．デイケアに行っているのに嘘をついてまで病気であることを隠さないでほしい.」ということだった．

前事例のHとIから出されたのは，自分の存在を否定しないで1人の人間として認められたい，という特に家族に対しての強い希望であった．家族に自分の思いを伝えるのにどんな工夫が必要かをSSTで一緒に考え，練習を行った．

■ J の事例：友達との付き合い方に悩む 30 代女性

J は，健常者と友達になりたいという強い思いをもっていて，「私たちは健常者の友達をつくらないほうがいいんだろうか？」と語りかけた．筆者はその思いを理解するために，「それは友達に自分のこと，病気のことをわかってほしいということ？」と聞いてみた．すると返ってきたのは「友達と一緒に出かけて，お茶したりショッピングしていると疲れてくる．でも『疲れたから帰る』と言えない．だってそんなこと言ったら友達びっくりすると思うから.」と説明してくれた．そこで筆者が「疲れやすさはみんな抱えているね．その上友達と一緒に行動すると緊張してますます疲れるね．疲れやすいことを話しておくとどうなのかな.」と投げかけると，メンバーから「私もすぐ疲れる」という言葉が返ってきた．そこで疲れやすさをどう説明するか，疲れたときどう伝えるかについてみんなで考えた．

c.　就労継続支援 B 型での SST

筆者が関わっている就労継続支援 B 型（病気や障害で一般企業で働くことが困難な人が，自分の体調や体力に合わせて働くことができる福祉サービス）では，開設当初から SST を行っている．その中で出された作業所特有の課題，地域生活をしているからこそ遭遇する課題を 3 事例紹介していく．

■ K の事例：周囲の目を気にして自分の気持ちが言えない 40 代女性

K は普段は明るく，よく話をし，作業にも積極的に取り組んでいるが，状態には波がありときどき休むこともある．ある日の SST で「調子が悪いとき，おしゃべりしないで黙っているけど，周りから機嫌が悪いと思われているのではないかと気になって，そんな日は早退してしまう」と気にしていることを言葉にした．他のメンバーは初めて K さんにも調子の波があることを知って驚いていた．自分たちも調子の波があることが語られ，どうすればそれを伝えることができるか，どんなサインが効果的かを考え練習した．

K のように周りの評価に過敏で，いつも明るく振る舞わなければならないという「すべき思考」「完全を求める傾向」が強過ぎて，生きづらくなっているメンバーがいる．仕事を長続きさせるにはこの問題への対処方法をいくらか身に着けておくことが必要である．就労にこぎつけたある女性が仕事が終わった後のアフターファイブのことで悩み，「自分は早く家に帰ってゆっくりしたいのに，カラオケに行こうと誘われる．カラオケは苦手で楽しくない．でも断ったら付き合いが悪いと思われるのではないかと，そのことが気になって仕事に行きづらくなって」と相談していたことがあったが，K のような自分の状況，状態を相手に伝えるスキルの獲得はリカバリーに重要なことである．

■ L の事例：昼休みの過ごし方にとまどう 30 代女性

作業所の昼休みは結構長く，どう過ごしたらいいか困っているメンバーを時折見かける．この昼休みの過ごし方は，就労にこぎつけた人にもみられる共通の課題である．

L もその一人で，サービス精神を発揮していろいろと話題を探して話そうとして疲れると SST で相談してきた．話題がなかなかみつからないし，黙っているのもつらいし，落ち着かないと言う．筆者はいつも話題に困ったときのヒントとして「㋛（仕事）・㋟（旅）・㋛（趣味）・㋖（気候）・㋤（仲間）・㋕（家族）・㋥（ニュース）」の表（SST のメンバーが雑誌からみつけたもの）を見せているが，今回は他の人はどうしているかを観察してみることを提案した．宿題を実行して，おしゃべりしてない人，本を読んでいる人，昼寝をしている人などさまざまであることに気づき，休みはゆっくりするためにあるのでその日の気分で過ごそうということで落ち着いた．

■ M の事例：思い込みが強い 50 代男性

M は 50 代の男性で，よくたばこを買いにコンビニに行っている．ある日の SST で「最近店員が自分を見て笑うので，行きづらい．自分のことを働きもしないで，たばこばっかり吸ってと思っているに違いない」と語った．それをうなずきながら聞いていたメンバーは誰一人「そんなことはないよ」とは言わず，コンビニに行きやすくなるにはどうすればよいかを真剣に考えてくれていた．あるメンバーから「いつも行っているコンビニなら『たばこ』と言う前に『おはよう』と言ってみたら」というアイデアが出された．そのアイデアに本人は納得したようで練習に取り組んだ．実際に実行できたようで「笑われなくなった．あいさつはいいね」と報告があった．

統合失調症の患者には M のように妄想的解釈による思い込みがあって生活がしづらくなっている場合がある．グランホルム（E. L. Granholm）らはリカバリーを妨げる役に立たない思考の変え方を示している[5)]が，思考と感情と行動のつながりを丁寧にとりあげていくことが重要である．

d.　家族を対象とした SST

家族へのはたらきかけが統合失調症の予後を左右する重要な要素であることは多くの研究結果が示している．ハガティ（G. E. Hogarty の研究[6)] はそれを如実に示すもので，家族介入と本人への SST の両方を実施した群の再発率は非常に低いものであった．筆者も家族へのはたらきかけが重要と考え，デイケアの家族，作業所の家族を対象に心理教育を含めた「家族 SST」を実施してきた．複数の家族を対象に 12 セッションで行い，前半の 6 セッションは病気の理解に，後半の 6 セッションは SST に焦点を当て，主に患者とのコミュニケーションを扱った．筆者は SST に先立ってまず家族に患者の良いところを探してもらうことにしている．ほとんどの家族は何か見つけることができるが，しかし，ある母親は「娘にいいところなんかありません」と語調を強め抵抗を示した．そこで筆者が「そうですか．もう 1 週間探してみてください」と返すと，次の回に「私は，娘のいいところを見ようとしていませんね」と自分自身の問題であることに気づいた．筆者がまた「そうですか．もう 1 週間探してみてください」と繰り返すと，ようやく「他の子は私が外出から帰っても何も言いませんが，あの子は『おかえり』と言ってくれます」と見つけることができた．それを聞いた他の患者の家族は一斉に拍手で喜びを表した．このことがグループの凝集性を高め，やや斜に構えていたその母親の態度を和らげ最後まで参加してもらうことができた．娘も母親の変化を感じ取って「自分のために SST に参加してくれた」と喜びを語った．

以下に「家族の SST」で出された課題を 3 例提示し，統合失調症の患者と一緒に暮らす家族が日常生活で体験するコミュニケーションの困難さはどのようなものかをみていく．

■ N の事例：息子と話がしたいのに避けられる母親

N はゆっくり息子と話がしたいと思っているのに，スーと部屋に戻られてしまい，なかなかコミュニケーションがとれないことをあげた．これに対して他の家族から「うちも同じ．デイケアのことを聞きたいのに，何も言ってくれない」と同じ悩みを抱えていることが語られた．別の母親からは「何も話さなくても一緒にお茶を飲んだり，テレビを見ればいいのでは……」とそばにいて見守る姿勢が提案され，グループ間に「それでいいんだ」という安堵感が漂った．何か話すことだけがコミュニケーションでなく，あたたかい眼差しを向け，一緒に空間を共有することもコミュニケーション（非言語的コミュニケーション）であることを学ぶ機会となったようだ．

■ O の事例：娘が何もしてくれないといらいらする母親

O は，「娘に『何かさせないといけない』と思って家の用事を頼むけど，ちゃんとしてくれない．頼まないで自分でしたほうがまし……」と日常生活の中で感じるいらだちを語った．それを聞いたある家族から「うちもそうだったけど，何か用事を頼むときは一度にたくさん頼むとしてくれないので，1 つだけ頼むようにしたらしてくれたので，そうするといいですよ」とアドバイスがあった．患者との毎日の生活の中で試行錯誤してたどりついたことなのであろう．こうしたベテランの家族から新米の家族に伝授されていくことはすばらしいことである．同じ立場の家族からの言葉は非常にインパクトを与えるようで，その後この家族はお互いに関係を深めていった．

■ P の事例：自分自身の交友関係に悩む母親

P は「息子が病気になってから友人と疎遠になってしまった……」と語りはじめ，さらに「学生時代の友達と会うと必ず子どものことが話題になるのでそれが辛くて……ついつい理由をつけて誘いを断ってしまっている」と続けた．P の話にじっと耳を傾けていた家族から「ここでしか話せないものね」と共感の言葉が返ってきた．この家族の抱える孤立感はほとんどの家族に共通するもので，友人との関係だけでなく親族の間でも同じことが起こっているに違いない．そのことを家族の SST の中で話題にできて，他の家族も同じ気持ちであることに気づけたことは P にとって癒しとなったであろう．

3.4　SST 経験者の語りから

筆者は前述の SST 普及協会の有志が参加した「精神疾患の標準的治療ガイドラインの策定に関する研究」の中の「主体的人生のための統合失調症リカバ

リー支援」に関する分担研究の一つ「当事者の人生の時間軸に沿い，リカバリーを支える SST」チームに参加した．その研究の中で SST 経験者に集まってもらってフォーカスグループを実施し，どの時期に SST は必要か，SST で役立ったこと，SST に期待することについて語ってもらった．

a. どの時期に SST は必要か

時期については，発症前からつまり早期からの必要性を強調していた．SST 経験者も自分たちの学生時代を振り返り，「高校時代に友人関係で悩んでいたときに SST に出会っていたら苦しまなかったのに」と語っていた．また，「職場の人間関係でとまどうことが多いので，そのときに SST があると挫折せずに仕事を続けることができると思う」と地域の中に気軽に参加できる SST の必要性をあげていた．つまり，SST は発症後だけでなく，コミュニケーション力の育成という視点の役目もあることを指摘してくれている．筆者は 2017 年から 3 年間大学院生と小学校に出向いて教室単位での SST 授業に取り組んできたが，学童期からの SST は子どもたちのメンタルヘルスに何らかの効果をもたらすと考えている．

病棟，デイケアでの SST については，「陰性症状の時期は人とあまり話しができないからその時期に SST があると，ちょっとしたコミュニケーションがとれて楽に過ごせると思う．症状が少し改善してきて家族や友達とのことで悩むようになったとき，SST があると 1 人で考え込まないですむ」と説明してくれた．

b. SST が役立ったこと

多くの参加者は SST が役立ったと発言しており，「SST は服薬以上の効果がある」とまで言う人もいたが，その中で筆者が注目したことは，「自分の課題を出したら，『気持ちわかるよ，がんばってね』と言ってもらえたことがすごくよかった」という発言であった．これはまさにヤーロム（I. D. Yalom）がグループの効用の中にあげている「わかち合い」にあてはまる[7]．SST は集団療法ではないが，しかしグループで実施すると「グループの力」が随所に見られるのが魅力である．

役立ったことの具体例としてあげられたのは，「雑談が少しできるようになった」「主治医に思っていることが話せるようになった」「他の人の練習が自分にもあてはまり，役に立った」「友達に自分の病気のことをわかりやすく話せて，少しわかってもらえた」などで，コミュニケーション力がついて生活の質が改善し，人間関係の広がりを実感したことがうかがえる．

何事も合う人と合わない人がいて SST も例外でなく，ときどき「自分には合わない」という人がいるので，「役立たなかったと思ったことは？」と聞いてみた．すると，「練習したことが実際でうまくいかないことがあった」と話してくれた．筆者は過去にも患者が練習したことがうまく実行できなくて「SST なんてしょせん練習でしかない」と抵抗を示した事例を経験している．その患者は「正月に帰省してくる友達とどんな話をすればよいだろうか」という課題に取り組み，練習ではとてもうまくできたが，報告ではうまくいかなかったと不機嫌な表情をみせた．よく聞いてみると練習したようにいかなかったとのことだった．いくつか原因は考えられるが，この患者の特徴の一つに「うまくいくはずがない」と決めつける傾向があるため，チャレンジする前にこの考えが出てきてしまったのではないだろうかと推測された．グランホルムらが「うまくいくはずがない」などの非機能的信念をもつメンバーには「CBT（cognitive behavioral therapy：認知行動療法）と SST を組み合わせることで社会生活技能を使いこなす妨げになっている思考を見直せる」と言っている[5] ように，SST を多くの統合失調症に役立たせるにはこうした認知機能への介入も視野に置いて進めていくことが重要である．

c. SST に期待すること

期待することについては，まず「相手を嫌な気持ちにさせないで断る，『ノー』と言えるように」が異口同音に語られた．「人の目が気になってノーと言えない」「頼まれたら絶対引き受けてしまう．『きついなあ』と思うけど，引き受けてしまっている．そうすることで信頼関係が築けると思っている」など心境が語られた．次にあげられたのは「手伝ってほしいと上手にお願いができるようになりたい」であった．「人に頼むことができない．頼んだら相手が嫌な気持ちになるのではと思ったりする」「自分で全部しないとだめと思って，助けてと言えない．『手伝って』とお願いができたら，もっと楽しくできるのに．1人で抱え込んでしまう」とこのスキルが身につけば自分自身が楽に生きていけることを強調していた．これらはベラック（A. S. Bellack）らがあげている4つの基本的スキル[8]の中の「頼み事をする」技能を身につければ自信がつき「相手に嫌われる」という考えにとらわれることが軽減されるであろう．ここでも前述のように患者の非機能的信念に対する介入が加味されることで生活技能向上がより確かなものとなるに違いない．

3.5 パーソナル・リカバリーと SST

前述したようにパーソナル・リカバリーとは当事者の立場から考えるリカバリーで，具体的には「生き生きと」「希望をもって」「自分で選択し」「仲間がいて，孤独でない」「社会の中で役割がある」「自分で生活できる」ことができるようになることを意味する．SST を通して彼らは少なくとも「希望」「仲間」「自己選択」の3点を得ていると考える．しっかり「こうしたい，こうなりたい」と気持ちを語り，それをグループのみんなは真剣に耳を傾け「私にもその気持ちがわかる，私も同じよ」と共感を示してくれる．これによって「わかってもらえた」「自分だけではないのだ」と安心できる．リバーマンは SST をグループで行うことの利点の一つに「他のメンバーも語ってくれたメンバーと自らを同一視しやすくなる」ことをあげている[9]が，「仲間」を意識し，孤独感が安心感に変わる体験をするのである．そしてみんなからアイデアをもらって練習したことを実際にチャレンジすることは3つ目の「自己選択」につながり，自信をつけていくことができる．したがって，SST はパーソナル・リカバリーの一助となりうるといえる．しかし，忘れてはならないのは，SST のグループが安心できる場であるということが前提で，繰り返しになるが，統合失調症の患者が安心して参加できるには，決まった流れで進められ，できているところ，良いところをしっかり見ていくということが重要だということである．

〔皿田洋子〕

▶文献

1）西園昌久（2003）．精神医学の現在　中山書店

2）安西信雄（2019）．心理社会的治療の視点から　精神医学，**61**，375-381.

3）Anthony, W. A. (1993). Recovery from mental illness：the guiding vision of the mental health service system in the 1990s. *Psychosocial Rehabilitation Journal,* **16**, 11-23.

4）丹羽真一（2018）．リカバリーの時代と SST（生活技能訓練）　精神神経学雑誌，**120**, 592-600.

5）Granholm, E. L., McQuaid, J. R., & Holden, J. L.（2016）Cognitive-Behavioral social skills trainning for Schizophrenia: A practical treatment guide. Guilford Press.（グランホルム, E. L., マッケイド, J. R., ホールデン, J. L., 熊谷直樹・天笠　崇・瀧本優子（訳）（2019）．認知行動 SST ―統合失調支援のための臨床実践ガイド―上・下巻　星和書店

6）Hogarty, G. E., Anderson, C. M., Reiss, D. J., *et al.* (1991). Family psychoeducation, social skills training and maintenance chemotherapy in the aftercare treatment of schizophrenia. Ⅱ. Two-year effects of a controlled study on relapse and adjustment. *Arch Gen Psychiatry*, **48**, 340-347.

7）Yalom, I. D.（1983）Inpatient Group Psychotherapy. Basic Books（ヤーロム, I. D., 山口隆・小谷英文（監訳）（1987）．入院集団精神療法　へるす出版）

8）Bellack, A. S., Mueser, K. T., Gingerich, S. & Agresta, J.（ベラック, A. S., ミューザー, K. T., ギンガリッチ, S., アグレスタ, J., 熊谷直樹，天笠　崇，岩田和彦（監訳）（2000）．わかりやすい SST ステップガイド―分裂病をもつ人の援助に生かす― 上・下巻　星和書店）

9）Liberman, R. P.（リバーマン, R. P., 西園昌久（総監訳）（2011）．精神障害と回復―リバーマンのリハビリテーション・マニュアル―　星和書店）

4

認知行動療法からみた統合失調症

4.1 認知行動療法とは

a. 一般的な認知行動療法：概説

認知行動療法とは，パブロフ（I. Pavlov）のレスポンデント（古典的）条件づけやスキナー（B. F. Skinner）のオペラント条件づけに基づく学習理論を応用した行動療法の技法と，エリス（A. Ellis）やベック（A. T. Beck）らによって創始された認知療法の技法の総称であり，まとまった心理療法の概念を表すものではない．認知療法に限れば，不適応的行動やネガティブな感情の背景にある認知の内容を探り，その認知の修正と適応的行動の再学習によって不適応状態から脱することを目的としている．臨床の基礎として図 4.1 のような ABC モデルを想定する．

いくつかの心理療法の集合体である認知行動療法に含まれる概念や治療技法は多岐にわたるが，共通しているのは，（技法や治療者による程度差はあるにしても）学習理論を大切にすることに加えて，患者の「今，生じている」症状，問題，不適応状態を現実的，具体的に解決しようとする志向性である．原因論を回避して，現実的な問題解決を優先する態度が認知行動療法の基本姿勢である．また，最終的な目標が，認知行動理論に基づく患者のセルフマネジメントの確立であることも共通している．

A
先行する出来事
atencendents
B
信念（認知）
beliefs
C
結果
concequences

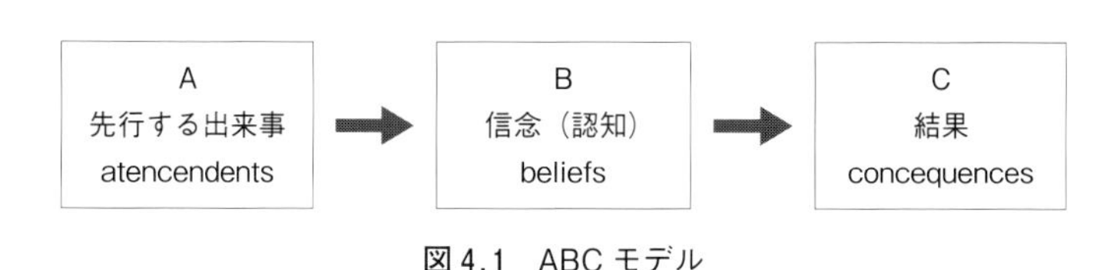

図 4.1　ABC モデル

b.　統合失調症への認知行動療法：基礎編

19 世紀以来，多くの心理療法家が統合失調症の治療にチャレンジして，挫折してきた．その理由の一部は，多くの心理療法が神経症や健常者をモデルにして発展してきたことと，統合失調症の症状が複雑かつ重篤であることだったと考えられる．なお，ここでいう「重篤な症状」とは，症状による日常生活への支障の程度が大きい，という意味である．

(1)　科学的心理学による貢献

統合失調症の認知機能障害を明らかにしてきたのが神経心理学や認知心理学などの科学的心理学である．これらに基づく研究によって，統合失調症では注意，記憶，概念形成などの基礎的な認知機能が，永続的ではないにせよ低下することがわかった．このような，脳機能に直結する「ハード」な認知機能障害に関してはハーヴェイ（P. D. Harvey）とシャルマ（T. Sharma）の文献[1)]で詳しく説明されるので参照してほしい．また，精神医学からの最先端の報告として藤野陽生らの報告[2)]を参照されたい．

一方で，より心理的で「ソフト」な認知機能の歪みの例として，少ない証拠で結論に飛びついてしまう「結論への飛躍」（jump to conclusion：JTC）や，誤った記憶への過剰な確信のように，妄想を抱きやすい人に特有だと考えられている認知的バイアス（認知的な偏り）をあげることができる．これらについては後に詳述する．

このようにハードとソフトの両面でさまざまな認知機能障害がある当事者に，正常な認知機能を前提とした心理療法を実施しても，心理療法家が求める手順に従うことや目標に到達することが難しいのは当然である．

また，自らの状態が正常範囲を逸脱していると認識する能力，つまり病識や疾病認識とよばれる自己認識力の低下も統合失調症では問題になることが多い．病識が乏しい人は薬物療法を求めないだけでなく，心理療法やカウンセリングを拒否する可能性がある．この自己認識能力と心理療法のありかたについては本章 4.3 節でも言及する．

(2)　症状別アプローチ

多くの心理療法が成功しなかったもう一つの理由は，統合失調症を 1 つのまとまった精神疾患として理解し，治療しようとしたことである．統合失調症の根本的な原因は医学的に未だ解明されていないことから，せいぜい症候群として理解すべき現象だということもできる．

症候群であれば各症状を分離して分析対象とすることは，理論的には可能である．これを症状別アプローチとよぶ．各症状はその発生と持続の生物・心理メカニズムにおいて相互に関連していると考えられるため，各症状を完全に独立した変数として捉えることはできない．また，いったん分離して検討した現象を組み立て直したとしても，当事者が体験している全体像をはたして再構成しうるかどうかはわからない．しかし，それでもなお，症状別アプローチの利点は，次のように2つある．

■疫学調査

まず，幻聴や妄想のような体験（幻聴様体験とか妄想的思考とよばれている）が一般人口においてどの程度体験されているかという調査が重視されるようになった．たとえば幻聴様体験は精神科受診歴のない市民の中で4～15%，妄想的思考については4～25%の体験率であった[3]．調査によって体験率に幅はあるが，統合失調症の罹患率は全人口の約0.8%であるから，それをはるかに超える数字である．このように精神科受診歴のない人たちの間で比較的高い体験率が示されたということは，正常な心理メカニズムからも幻聴や妄想を検討できる可能性を示唆している．

また，これまでの精神医学では，統合失調症当事者と健常者の間には超えられない壁があると考えてきたために，当事者群と健常者群との比較は前者の異常性，特異性を明確にすることを目的に行われてきた．しかし，妄想的思考の詳細な調査では，思考による苦痛の程度（苦痛度）と，それを考え続けてしまう程度（心的占有度）は当事者群のほうが強かったが，思考の内容（どのようなことを考えているか）と，それを正しいと確信する程度（確信度）には両群で違いがなかったのである[3]．この結果は連続仮説を一部証明するものであった．連続仮説とは，これまで病的な現象と考えられてきたものと，健常者の体験との間に決定的な離断を想定せず，両者が一部連続していると捉える考え方である．

このような調査結果から導かれた介入法は，妄想的な思考内容とそれを強く信じることは人間ならば誰でも生じる可能性があるので，それを修正しようとするのではなく，その思考から生じる苦痛をいかに減らすか，考え続けないようにするにはどうしたらよいかを検討するものであった．

■認知心理学に基づく研究

次に，症状別の科学的心理学的研究が可能になったことを症状別アプローチの利点としてあげる．例として先述した「結論への飛躍バイアス」(JTC) をとりあげる．これはイギリスのガレティ(P. Garety)とヘムズレイ(D. Hemsley)が中心となって行った実験研究で明らかにされた[4)]．課題設定は次のように単純である (図 4.2 参照)．

2 つの箱 A と B がある．A の箱には黒いビーズが 80 個，白いビーズが 20 個入っている．B の箱には黒いビーズが 20 個，白いビーズが 80 個入っている．2 つの箱は隠しておいて，どちらか一方からビーズを 1 つずつ取り出す，と被験者に教示する．被験者に与えられる課題は，どちらの箱からそのビーズが取り出されたかを当てることである．ただし，取り出されるビーズの色の順番 (たとえば，黒-白-白-黒) は，ベイズ統計学に基づいてあらかじめ決められている．

たとえば，黒-黒-黒と黒が 3 回続くと「A の可能性が高いと思うが，まだわからないからもう少し取り出してもらおう」と考える被験者が多い．しかし，妄想を抱きやすい人は，たとえば黒が 2 回続いただけで「A に違いない」と結論を下してしまう傾向が強いことがわかった．この傾向は，現在治療を受

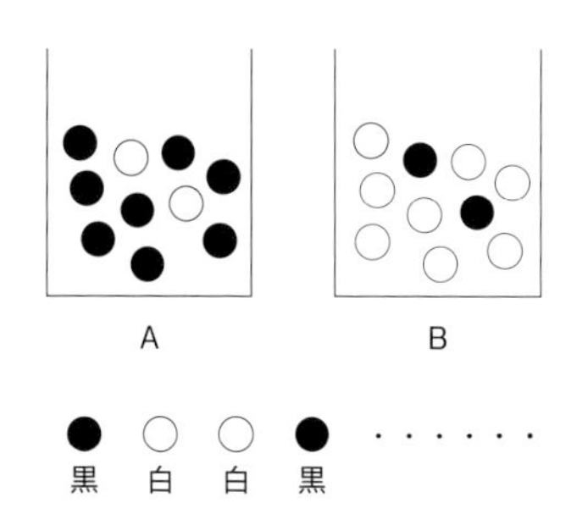

図 4.2　ビーズ課題の例

A の箱には黒いビーズが 80 個，白いビーズが 20 個入っている．
B の箱には黒いビーズが 20 個，白いビーズが 80 個入っている．
被験者には見えないように，A, B どちらかから 1 つずつビーズを取り出す．被験者はどちらの箱から取り出されているかを当てる．

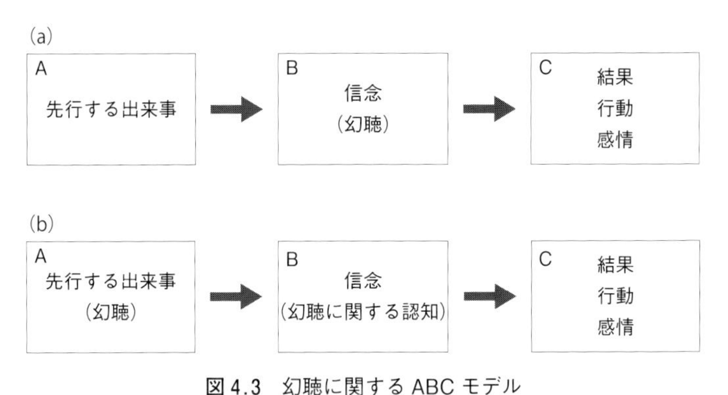

図 4.3 幻聴に関する ABC モデル
(a) はベックの旧モデル，(b) はバーチウッドらのモデル

けている人だけでなく，治療は受けていないが妄想的思考を抱きやすい人にも同様に認められた．

したがって，妄想を抱きやすい人には，できるだけ情報を集めてから（あるいは，他者に相談してから）結論を出すことの利点を伝え，学習・練習してもらうことが重要だということになる．

■認知行動モデルに基づく研究

別のイギリスの研究者たちは，命令してくる「声」（幻声）に従う行動をとってしまうのはなぜか，という点に特化した研究を行った[5)]．実は認知療法の創始者であるベックも，1950 年代に幻聴の治療に取り組もうとしたが，成功しなかった．その最大の理由は，図 4.3（a）のように先行するできごと A に関する思考 B を幻聴として検討しようとしたからである．バーチウッド（M. Birchwood）らは，当事者にとっては現実である幻聴を A に置き，それに対してどのような思考をもつかという点に着目した（図 4.3（b））．その結果，命令する「声」が万能であると考えたり，コントロールできないと考えたりすると，命令に従ってしまう傾向が強いことがわかった．この結果から導かれたのは，当事者に「声」が万能でないこと，コントロール可能であることを少しずつ理解してもらうという介入法であった．

(3) ま と め

症状別アプローチと科学的心理学による研究は一体となって統合失調症の心

理学を深めてきた．統合失調症を1つのまとまった精神疾患として考えるこれまでの精神医学的視点に，連続仮説も含めて新たな視点を提供したことは臨床心理学として重要である．

科学的心理学による基礎研究は臨床技法の発展にも大きく貢献してきたが，現場での臨床経験を重視し，当事者の体験を尊重する態度がなければ研究も進まなかった．つまり，臨床心理学の理想的なありかたとして丹野義彦が強く主張する「科学者-実践家モデル」[6)]が，統合失調症の認知行動療法で重要な役割を果たしてきたと言えるだろう．

4.2 認知行動アプローチに基づく症状アセスメント

症状別アプローチのためには，各症状の丁寧なアセスメントが必要になる．ここでは，幻聴と妄想に関する認知行動的アセスメントのなかで日本語版が存在する評価尺度をあげる．なお，さらに詳しい紹介と解説は筆者の文献[7)]や各尺度に関する文献を参照してほしい．

a. 幻　　聴

(1) ハミルトン統合失調症プログラム幻声尺度

ハミルトン統合失調症プログラム幻声尺度（Hamilton Program for Schizophrenia Voices Questionnaire：HPSVQ）言語性幻聴（幻声）の重症度を調べる目的で開発された自記式尺度である[8)]．古村健と筆者が日本語版を作成している[9)]．幻声の頻度，明瞭度，持続時間などの程度に加えて，「声の言うことは，どのくらいひどいですか？」「日常生活をしているときに，声はどのくらいうっとうしいですか？」などの，声に対する体験者の認識を問う9項目から構成されている．実施者に特別な訓練は必要とされない．

頻度や持続時間のような一見物理量のような項目も当事者の主観であるから，科学的正確さを求めることがこの尺度の目的ではない．苦痛の原因である幻声が当事者にどのように受け止められているのかを丁寧にアセスメントすることは，まず当事者と治療者との間のラポール形成を促す．また，次の項であげるような幻声への特異的な認知を調べる導入にもなり，全体として幻声に対する認知行動療法がうまく展開することになる.

(2) 幻声に関する信念尺度改訂版

幻声に関する信念尺度改訂版（Beliefs About Voices Questionnaire Revised：BAVQ-R）はチャドウィック（P. Chadwick）らによって開発された[10]. 兼田康宏が日本語版を作成して臨床的検討を加えている[11]が，質問項目についてはチャドウィックらの付録[12]を参照してほしい. 幻声についての認知に関する18項目3下位尺度（善意・悪意・全能性）と幻声への対処行動に関する17項目2下位尺度（協調・抵抗）の合計35項目5下位尺度から構成されている.

この尺度に基づく調査結果として興味深いのは，幻声の内容がどのようなものであれ，幻声を善意に解釈する人も悪意に解釈する人もいて，その認知が行動や感情に大きく影響するということであった. たとえば，「お前はだめな人間だ」という声が聞こえても，その声の主が神様で，自分を叱咤激励してくれている，つまり善意の声として認識すると苦痛は少なく，声に命令されるとかえって従ってしまうかもしれない. また，幻声が万能であり，コントロールできないと強く認識している場合は，幻声の命令に従ってしまう傾向が強まることがわかっている.

b. 妄　　想

(1) パラノイア尺度

パラノイア尺度（Paranoia Scale）は健常者の妄想的思考を測定する目的で開発された自記式尺度[13]だが，統合失調症当事者を対象としても使われている. 池田善英による日本語版がある[14].「私に恨みを持っている人がいる」，「ときどき誰かにつけられているように感じる」などの18項目からなる. 当事者と健常者の両方の思考を比較できるため，この尺度を使った研究は洋の東西を問わず数多い.

(2) 評価信念尺度

評価信念尺度（Evaluative Belief Scale：EBS）は，チャドウィックらによって開発され[15]，古村らが日本語版を作成している[16]. この尺度は幻聴や妄想に特化したものではない. 持続的で強いネガティブ感情の背景にあり，人格全体に関する，安定的で，全般的，総合的な非難として定義される「否定的個人評価」を調べるためのものなので，抱えている心理的問題が，怒り，うつ，不安の場合にも用いることができる．

この尺度で特徴的なのは，否定的個人評価の方向性を調べる点である．方向性とは具体的に，自分をどのように評価するか（「自己→自己」），他者がどのように自分を評価するか（「他者→自己」），自分が他者をどのように評価するか（「自己→他者」）という3つである．

チャドウィックらは，被害妄想を抱きやすい当事者を対象に調査を行い，被害妄想を「だめな私」（処罰型）と「不幸な私」（迫害型）の2種類に分類している[12]．いずれも「他者→自己」と「自己→自己」の否定的評価が関係しているが，処罰型ではこうした否定的評価を自覚していることが多い．処罰型では無自覚なことが多いので，徐々に解き明かす必要があると彼らは考えている．

4.3 統合失調症に対する認知行動療法：実践編

1980年代後半から統合失調症に対する認知行動療法（cognitive behavioral therapy for psychosis：CBTp）の臨床実践研究が盛んになり，93年にはランダム化対照試験（randomized controlled trial：RCT）による臨床研究が行われた．その結果，適切な薬物療法によっても消失しない（陽性）症状に対する認知行動療法の臨床的有効性が確認されるに至った[17]．以後，組織的な臨床研究はイギリスが中心となり，現在でもCBTpのスタンダード・テキストである数々の書籍が90年代半ばに出版された[12),18),19]．CBTpの対象となる症状には陰性症状も含まれるが，以後本章では陽性症状へのCBTpを中心に解説する．

a. CBTpの技法

(1) 共通する治療指針

イギリスには，ロンドン大学（Institute of Psychiatryを含む），オックスフォード大学，マンチェスター大学，バーミンガム大学，サウサンプトン大

表 4.1　イギリスの研究グループに共通する治療指針

1.	CBT の基本的態度である「協働的であること」を重視しつつ（協働的実証主義），症状についての詳細な情報を当事者本人から得ること．
2.	とくに薬物療法の効果が少ない陽性症状は「認知と行動の偏りによって維持されている」という仮説に基づき，認知と行動の適応性・柔軟性を向上させ，対処法を学習・強化することを目的とする（この維持要因には，統合失調症に特異的な認知バイアスだけでなく，抑うつや不安など一般的な感情の問題も含まれる）．
3.	詳細なアセスメントと認知行動モデルに基づく個別のフォーミュレーションを行い，当事者と共有すること．
4.	ノーマライゼーションの視点に立った心理教育を重視すること．
5.	再発予防を重視すること．

学，ニューカッスル大学などに CBTp の研究拠点がある．どの研究グループにも共通する治療指針は表 4.1 にあげる 5 点である[20]．

上記の研究拠点における理論と技法の異同については山崎修道が簡潔にまとめている[21]．いずれのグループも，ていねいに治療関係を構築するよう注意している．統合失調症では症状に加えて病識の不足が原因となり，治療関係を結ぶことが難しいことも多い．また，強制的に入院させられて医療関係者に対する不信感が強いケースもあるので，心理的介入開始前の関係構築に時間をかけざるをえない．さらに，社会的スティグマのせいで，症状を誰かに語ることによって傷ついた経験をもつ人や，症状を「恥ずかしいこと」だという意識をもつ人もいる．したがって，CBTp では関係を構築すること自体が重要な心理的介入プロセスだといえる．

(2) コロンボ・テクニック

CBT は一般に，合理的思考を推奨する心理療法だが，統合失調症に対してはファウラー（D. Fowler）らが「妄想の範囲内での働きかけ」とよぶアプローチをとらざるをえない場合も多い[19]．「隣の家人が常に自分を監視して，警察に通報し，警察は私を虐待している」と訴える人に対して，それは非合理的だから合理的に考えようと伝えたところで受け入れられないだろう．治療者は妄想を（肯定はしないが）受け入れるか，双方の見解が異なっていることを前提にして，妄想の枠組の中で苦痛を軽くすることに取り組まなければならない[22]．

表 4.2　コロンボ・テクニックの例

妄想的な発言	合理的な反応	コロンボ・テクニック
隣の家族が常に自分を監視して，警察に通報し，警察は私を虐待している	たとえ隣の家族でも，あなたを常に監視しているというのは現実的には難しいのではないでしょうか？	なるほど，隣の家族なら監視できるかもしれませんね．しかし，どうやって監視しているのでしょう？　それに，警察に通報しなければならないほどのことって何なんでしょう？　私にはわからないので教えてください．

このときに求められるのがコロンボ・テクニックとよばれる技法である．CBTp では，治療者は「刑事コロンボ」と同じ態度で妄想に臨めと指導される．例を表 4.2 にあげる．妄想の非合理性を無視したり否定したりするのではなく，丁寧に話を聞き，論理的な矛盾点について質問したうえで，どうも疑問が残る，という態度をとる．換言すれば，CBTp が治療者に求めるものは，相手を一人の苦悩する人間として理解し，その体験を尊重する態度である．従来の精神医学があくまでも病者と健常者との対話，患者と治療者との対話というモデルを基準にしていることと大きく異なっている．

コロンボ・テクニックの背景にあるこの態度はまず，認知行動療法全般において重要な協働的経験主義の礎になる．協働的経験主義では治療者と当事者が共同研究者のような立場で問題を解決することが求められるため，相手を尊重しないでは成り立たない．問いかけを続けることで，「自分の考えは少し間違っていたかもしれない」という疑いが当事者に徐々に育まれるのを待つことが大切である．

(3) 具体的な技法

コラム法のようなうつ病や不安症に用いられる認知行動療法の技法は統合失調症にも用いられるが，ここではノーマライゼーション，対処方略増強法 (coping strategy enhancement：CSE)，行動実験をとりあげる．具体的な治療のありかたについては筆者らの文献[23] を参照してほしい．

■ノーマライゼーション

先述のように，幻聴や妄想，あるいはそれに類似した現象はかなり多くの人が体験している．しかし体験者は，「自分だけに起きている」「このようなことを体験している自分はおかしいのではないか」と孤独や自己否定に陥ってしまうことが多い.

そこで，疫学研究の結果や他の当事者の例を引用して，体験が特異なものではないことを理解してもらうプロセスをノーマライゼーションとよぶ．同じような体験をもつ人たちが集団で話し合うことも効果が大きい．体験者を心理社会的に孤立させず，自らに対してスティグマ化されたレッテルをいたずらに貼らないよう促していくことが大切である.

■対処方略増強法（CSE）

幻聴や妄想への対処行動を詳しく検討して，適切で有効なものを増やす試みである．ここで注意しなければならないのは，介入が始まる前も体験者は何らかの方法で対処してきたという点である.

たとえば，悪口を言ってくる幻声に対して言い返したり怒鳴ったりすることは，他者から見れば明らかに不適切で非社会的な対処だが，その人にとってはやむにやまれずの行動かもしれない．幻声が聞こえるとイヤフォンで音楽を聴いたり，誰かに電話したりする，という人もいる．このように，当事者が悩みながらも採用してきた対処行動を丁寧に聴いて，うまくいかなかったのはなぜか，より効果が発揮されるようにするためにはどうしたらよいかを一緒に検討するのがCSEである．これを実施するためには特別なアセスメントを行う必要があるので専門書を参照してほしい[3].

■行動実験

幻覚や妄想に替わる仮説としての新たな思考を，実際に生活の中で試してみることが行動実験である．たとえば,「暴力団からずっと狙われているので家に閉じこもっている」と言っていた人が,「狙われていないかもしれない」という新たな考えをもつことができたら，その考えに基づいて実際に外出してみる，ということである．ただし，うつ病でも簡単に新たな思考を思いついたり，即座に行動実験ができたりするわけではない．上記の例では,「監視は『ずっと』ではないかもしれない」とか「人目があるところなら大丈夫かもしれない」という妥協点が重要になる.

統合失調症の場合は行動実験の設定や結果の検証がうつ病や不安症より難しいので，内容やペースに関する配慮が必要である．また，行動実験は治療者がいないところでも行われなければならない．つまりホームワークが重要なのだが，統合失調症では治療者がその場で一緒に取り組まないと実行できない場合も多い．

b. CBTp の効用，適用，限界

多くの RCT の結果を集めて有効性を検討するメタ分析によれば，CBTp は 0.35 から 0.44 の効果量をもつ[24]．この効果量は中等度の範囲にある．こうした臨床研究による知見の蓄積が進み，現在ではイギリスの NICE（National Institute of Clinical Excellence）ガイドラインで，家族介入や芸術療法とならび CBTp が統合失調症に対する心理社会的介入法として推奨されている[25]．

統合失調症に短期 CBTp（6 回の治療セッション）を実施したブラバン（A. Brabban）らは，女性は短期治療でも症状全般と病識が改善し，妄想の確信度が低い人は介入への反応が良いと報告している[26]．しかし，逆にいえば，この条件にあてはまらない人は治療期間が長期になりうることを意味している．また，欧米の臨床研究では脱落例が多いことにも注意すべきである．

イギリスでは，CTS-Psy（Cognitive Therapy Scale for Psychosis）[27] のような CBTp 治療者を評価するための信頼性尺度（fidelity scale）が開発されている．CTS-Psy によって適切だと評価された治療者が CBTp を実施した場合，未服薬の当事者にもある程度有効だとする臨床研究もある[28]．現在では，当事者が CBTp に参加しやすいよう工夫されたワークブックが開発されており[29),30] 治療者の訓練にも役立っている．しかしながら，イギリスでも CBTp 治療者はエキスパートにまだ限られており，専門家を育成する教育・訓練システムづくりが急務だと考えられている．

c. メタ認知トレーニング

メタ認知トレーニング（metacognitive training：MCT）は，主に統合失調症で顕著だと考えられている認知バイアスと問題解決のバイアスに焦点を当てた次の 8，ないしは 10 のモジュールから構成されている[31,32]．(1) 原因帰属のありかた，(2)「結論への飛躍」バイアス，(3) 自分の信念と一致しない証拠に対するバイアス，(4)「心の理論」の障害，(5) 誤った記憶に対する過剰な確信，(6)「心の理論」の障害 II，(7)「結論への飛躍」バイアス II，(8) 気分

の障害，(9) 自尊心を高める，(10) スティグマに対処する．オリジナル版は (1) から (8) で構成されている．実施手順等は筆者の論文[33]を参照してほしい（MCT-J ネットワークのホームページ http://mct-j.jpn.org/も参照）．

MCT の介入対象は，特に妄想に関係するといわれている認知バイアスである．認知バイアス自体は誰にでも存在するが，極端になり硬直化してしまうと幻聴や妄想への影響が強くなると MCT では説明される．つまり，先述の連続仮説を援用した心理介入法・心理教育である．症状を直に扱うと，病識が乏しい場合は「自分とは関係がない」と心理療法を拒否されることもあるが，上記の認知バイアスは人間ならば誰にでも存在する．実際に，医療者のバイアスが明らかになることもあるだろう．こうした点も当事者から拒否されない理由だが，MCT にはゲームやクイズがたくさん含まれるため，楽しみながら自分と他者の認知バイアスに関する知識を獲得したり体験したりできることも参加を促す要因になっている．

幻聴や妄想に関する病識が乏しい場合は，まず MCT のようなトレーニングを導入して心理的介入へのモチベーションを高め，その後に本格的な CBTp を導入するという手順も必要だと考えられる．

4.4 まとめ

統合失調症の陽性症状に対する CBTp は，症状別アプローチに基づく心理学的研究，アセスメント法，臨床技法などの開発と発展によって，すでに統合失調症治療のスタンダードになっており，日本でも医療観察法（正式には，「心神喪失等の状態で重大な他害行為を行った者の医療及び観察等に関する法律」）に基づく病棟スタッフが中心となり普及が進められている．

介入法の具体的な内容はこれまでに説明したとおりだが，CBTp の本質とは，統合失調症当事者を人として尊重して，孤立させないために対話を繰り返すことにあると筆者は考えている．

また，CBTp だけで当事者を支えることはできない．つまり，心理的側面だけでは当事者支援は不十分であり，現代の多職種協働精神科医療の中でその実践と効果が検討されるべきであろう．

〔石垣琢麿〕

▶文献

1) Harvey, P. D., Sharma, T.(2002) Understanding and Treating Cognition in Schizophrenia：A Clinician's Handbook. CRC Press.（ハーヴェイ, P. D., シャルマ, T., 丹羽真一・福田正人（訳）（2004）．統合失調症の認知機能ハンドブック—生活機能の改善のために—　南江堂）

2) 藤野陽生・住吉チカ・安田由華 ほか（2018）．統合失調症患者における認知機能障害の推定—多施設共同研究—　精神神経学雑誌，**120**，255-261.

3) 世界行動療法認知療法会議神戸大会プログラム委員会（編集）・丹野義彦・坂野雄二（代表編集）（2008）．ワークショップから学ぶ認知行動療法の最前線— PTSD・強迫性障害・統合失調症・妄想への対応—　金子書房

4) Garety, P. & Hemsley, D.（1994）. *Delusions : Investigations into the psychology of delusional reasoning.* Oxford University Press.（ガレティ, P., ヘムズレイ, D., 丹野義彦（監訳）（2006）．妄想はどのようにして立ち上がるか　ミネルヴァ書房）

5) 丹野義彦（編著）（2002）．認知行動療法の臨床ワークショップ—サルコフスキスとバーチウッドの面接技法—　金子書房

6) 丹野義彦（2006）．認知行動アプローチと臨床心理学—イギリスに学んだこと—　金剛出版

7) 石垣琢麿（2004）．精神病の認知の査定　下仲順子（2004）臨床心理学全書第 6 巻 臨床心理査定技法 1　誠信書房　pp.238-271.

8) Van Lieshout, R. J. & Goldberg, J. O.（2007）. Quantifying self-reports of auditory verbal hallucinations in persons with psychosis. *Canadian Journal of Behavior Science*, **39**, 73-77.

9) 古村　健・石垣琢麿（2015）．言語性幻聴の重症度を定量的に測定する自己報告式尺度の開発— Hamilton Program for Schizophrenia Voices Questionnaire 日本語版の信頼性と妥当性—　精神医学，**57**，349-352.

10) Chadwick, P., Lees, S., & Birchwood, M.（2000）. The revised beliefs about voices questionnaire（BAVQ-R）. *British Journal of Psychiatry*, **177**, 229-232.

11) Kaneda, Y.（2008）. Psychometric properties of Japanese version of the beliefs about voices questionnaire-revised. *International Medical Journal*, **15**, 275-276.

12) Chadwick, P. D., Birchwood, M., & Trower, P.（1996）. *Cognitive Therapy for Delusions, Voices and Paranoia.* Wiley.（チャドウィック, P., バーチウッド, M., トローワー, P., 古村健・石垣琢麿（訳）（2012）．妄想・幻声・パラノイアへの認知行動療法　星和書店）

13) Fenigstein, A., & Vanable, P.（1992）. Paranoia and self-consciousness. *Journal of Personality and Social Psychology*, **62**, 129-138.

14) 池田善英（1997）．「自意識過剰」現象の研究（1）—パラノイアが及ぼす効果—　立教大学心理学科研究年報，**39**，43-51.

15) Chadwick, P., Trower, P., & Dagnan, D.（1999）. Measuring negative person evaluations：The evaluative beliefs scale. *Cognitive Therapy and Research*, **23**, 549-559.

16) 古村　健・高野慶輔・石垣琢麿（2014）．否定的個人評価を測定する尺度 Evaluative Beliefs Scale 日本語版の開発　精神医学，**56**，213-219.

17) Tarrier, N., Beckett, R., Harwood, S, *et al.* (1993). A trial of two cognitive-behavioural methods of treating drug-resistant residual psychotic symptoms in schizophrenic patients : Outcome. *British Journal of Psychiatry*, **162**, 524-532.

18) Kingdon, D. G. & Turkington, D. (1994). *Cognitive-Behavioural Therapy of Schizophrenia.* Lawrence Erlbaum. (キングドン, D, G., ターキングトン, D., 原田誠一 (訳) (2009). 統合失調症の認知行動療法　日本評論社)

19) Fowler, D., Garety, P., & Kuipers, E. (1995). *Cognitive-Behaviour Therapy for Psychosis : Theory and Practice.* Wiley. (ファウラー, D., ガレティ, P., カイパース, E., 石垣琢麿・丹野義彦 (監訳) (2011). 統合失調症を理解し支援するための認知行動療法　金剛出版)

20) 石垣琢麿 (2013). 統合失調症の認知行動療法 (CBTp)— CBTp の概略と欧米における現状—　日本精神神経学会誌, **115**, 372-378.

21) 山崎修道 (2013). 認知行動療法　日本統合失調症学会 (監修) (2013). 統合失調症　医学書院, pp.552-558

22) 石垣琢麿 (2016). 認知行動療法の基礎と展開　石原孝二・信原幸弘・糸川昌成 (編) (2016). シリーズ精神医学の哲学 1 —精神医学の科学と哲学—　東京大学出版会, pp.172-197

23) 石垣琢麿・菊池安希子・松本和紀 ほか (編著) (2019). 事例で学ぶ統合失調症のための認知行動療法　金剛出版

24) Wykes, T., Steel, C., Everitt, B., *et al.* (2008). Cognitive Behavior Therapy for Schizophrenia : Effect Sizes, Clinical Models, and Methodological Rigor. *Schizophrenia Bulletin*, **34**, 523-537.

25) National Collaborating Centre for Mental Health (2014). The NICE guideline on treatment and management : psychosis and schizophrenia in adults. updated edition 2014.

26) Brabban, A., Tai, S., & Turkington, D. (2009). Predictors of Outcome in Brief Cognitive Behavior Therapy for Schizophrenia. *Schizophrenia Bulletin*, **35**, 859-864.

27) Haddock, G., Devane, S., Bradshow, T., *et al.* (2001). An investigation into the psychometric properties of the cognitive therapy scale for psychosis (CTS-Psy). *Behavioural and Cognitive Psychotherapy*, **29**, 221-233.

28) Morrison, A. P., Turkington, D., Pyle, M., *et al.* (2014). Cognitive therapy for people with schizophrenia spectrum disorders not taking antipsychotic drugs : a single-blind randomised controlled trial. *Lancet*, **383**, 1395-1403.

29) Morrison, A. P., Renton, J. C., French, P., *et al.* (2008). *Think You're Crazy? Think Again : A Resource Book for Cognitive Therapy for Psychosis.* Routledge. (モリソン, A, P., レントン, J. C., フレンチ, P., ベンタール, R. P., 菊池安希子・佐藤美奈子 (訳) (2012). 精神病かな？と思ったときに読む本—認知行動療法リソース・ブック—　星和書店)

30) Turkington, D., Kingdon, D., Rathod, S., *et al.*(2009). *Back to Life, Back to Normality : Cognitive Therapy, Recovery and Psychosis.* Cambridge University Press. (ターキングトン, D., キングドン, D., ラト, S., ほか 菊池安希子・佐藤美奈子 (訳) (2016). リカバリーをめざす統合失調症の認知行動療法ワークブック—私の「ふつう」を取り戻すための技法を学ぶ—　星和書店)

31）Moritz, S. & Woodward, T. S.（2007）. Metacognitive training in schizophrenia：from basic research to knowledge translation and intervention. *Current Opinion of Psychiatry*, **20**, 619–625.

32）Ishikawa, R., Ishigaki, T., Shimada, T., *et al.*（2019）The Efficacy of extended metacognitive training for psychosis：a randomized controlled trial. Schizophrenia Research, **215**, 399–407.

33）石垣琢磨（2012）. メタ認知トレーニング（Metacognitive Training；MCT）日本語版の開発　精神医学, **54**, 939–947.

5

描画の画像分析からみた統合失調症

5.1 描画の分析と解釈についての方法論的問題

a. 投影法としての描画

描画は一人一人によって描き方が異なるため，その人らしさが表れやすく[1)]，また投影法の中でも実施が比較的容易で，短時間に多くの情報を得ることができる．心理検査の投影法としての描画には，バウムテストをはじめとして，HTP（House-Tree-Person）テスト，HTPP（House-Tree-Person-Person）テスト，人物画テスト，風景構成法，動的家族画などさまざまな方法がある．これらの描画法から，人格，知的水準，精神状態，自己像，対人知覚，家族の問題などを捉えることができる．一方，こういった描画は心理検査として用いるだけでなく，心理療法の一部として実施されることもある．描画は，言語では表出されない，あるいは表出しにくい側面を表現することが可能となることから，治療的価値として，絵画表現は言語表現と同等のものとして捉えられている[2)]．また，絵画を含めた芸術療法は単に非言語的療法というものではなく，芸術療法における創造性の表現を言葉ですくい上げることに意味があり，言葉は，たとえば描画というイメージ表現の形を借りて，その実在化をはかろうとすると考えられている[3)]．

心理検査としても心理療法としても使用される描画に対する研究は，これまで数多く実施されている．たとえば，統合失調症患者に対する描画研究では，「描線の硬さ」「全体の静止的印象」「画面構成の2次元化」「羅列的」などの統合失調症患者の描画様式に関する質的検討[4)]や数量化III類による検討[5)]などがある．さらに，描画特徴を描画構成要素や描画様式ではなく，描画全体から受ける印象に注目した研究[6),7)]や，統合失調症患者の対称性選好と認知機能障害との関係について検討した研究[8)]などがある．

b.　樹木画テストの方法論的問題

コッホ（C. Koch）によって体系的に開発された投影法の樹木画テスト[9]は，医学的診断の補助や臨床心理学的評価のために用いられることが多く，その使用頻度も高い．その理由として，実施が容易であること，言語でのコミュニケーションがとりにくい対象者にも実施できること，対象者の作為が入りにくいことなどに加え，樹木画は，「手の運動のように自然に描けることから，意識されない自己像が表れやすい」[1]といわれている．

佐渡忠洋らは，これまでの696編の樹木画テストに関する研究論文について整理し分析した結果，下記のような結論を出している．すなわち，彼らは，①論文数は年々増加傾向にある，②幅広い領域で適用されてきた，③話題となった疾患や症状，パーソナリティの研究に導入されてきた，④数量的に検討した研究はどの年代でも多い，⑤質的に検討した研究は年々増加の傾向にある，⑥樹木画テストに言及したものや樹木画を提示するだけの研究が2000年以降に急増した，⑦基礎的な研究や追試が少ない，⑧研究知見が未整理である，と指摘している[10]．また彼らは，樹木画テスト研究においてエビデンスベースドメディスン（evidence based medicine：EBS）の考え方を基盤としたアプローチの必要性について主張し，エビデンスを妥当性と関連性の観点から批判的に検討することの必要性を強く説いている．

このように樹木画研究においては，上記の⑦，⑧の方法論的な問題を指摘されることもあるが，これまでにもこれらの問題点を補うべく，描画特徴を質的に検討するだけでなく量的にも検討した研究がおこなわれてきた．特に，特定の病理群や臨床群の樹木画特徴に対する研究が進んでおり，たとえば須賀良一は，いち早く多変量解析によって描画構成要素間の関連を検討し，統合失調症の精神症状と描画パターンの関係性について示唆した[11),12]．さらに，描画を統計的に分析する研究として，樹木画の全体的評価に関する描画特徴を形態と内容の水準から数量化し，統合失調症患者の人格特性を検討した研究[13]や，採色樹木画の全体的描画特徴と統合失調症患者の精神症状との関係について，数量化III類を用いて分析した研究[14),15),16]などもある．これらの研究は精神医学および臨床心理学において貴重な知見を提供しているが，描画特徴を評価する時点で，評価者の主観が入ることは否めず，データの客観性については充分ではない.

5.2 描画の画像分析

a. 描画の画像分析の考え方とその手順

筆者の研究グループは，樹木画の評定の信頼性をさらに高めるため，工業製品に関する物体認識，映像の計算論的認識，脳機能画像解析で用いられている画像解析の方法[17),18),19)]を，樹木画の形式的分析に援用できるのではないかと考えた．樹木画の画像分析に対するこの手法は2004年に最初に提案し[20)]，その後も継続してこの手法に取り組んでいる[21),22),23)]．これらの描画の画像分析について下記に簡単に紹介する．

(1) 描画の計算機への画像取り込み： スキャナーを用いて計算機の画像に描画を取り込む．

(2) 描画像の分割： 描画の画像を必要に応じて，いくつかに分割する．樹木画テストの場合は，用紙の画像を縦横にそれぞれ2等分し，4つの領域に分けるなどする（図5.1参照）．

(3) 描画の画像分析： 濃度ヒストグラムによる分析，空間濃度レベル依存法による分析，濃度レベル差分法による分析，フーリエ解析，特異値分解，ウェーブレット解析などの手法を用いた画像分析を行う．

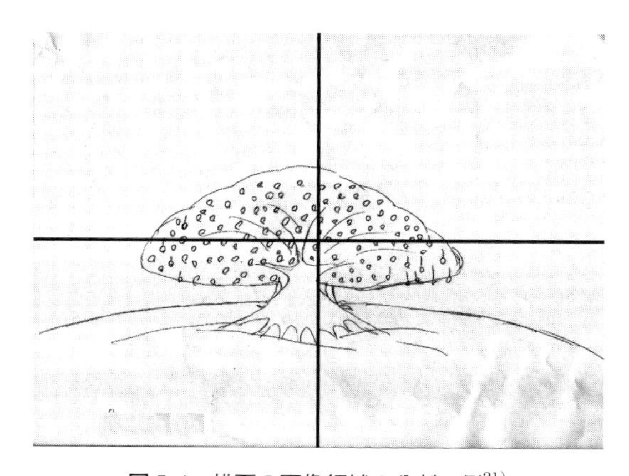

図5.1 描画の画像領域の分割の例[21)]

(4) 分析結果からの描画の解釈：　画像分析による描画の定量的特徴から描画の解釈を行い，あわせて臨床的観点，あるいは問題解決的観点からの全体的評価と照合して総合評価を行う．

b. 描画のテクスチャー解析

テクスチャー解析の技法には，濃度ヒストグラムによる分析，空間濃度レベル依存法による分析，濃度レベル差分法による分析などがある．

(1) 濃度ヒストグラム法による画像分析の方法

濃度ヒストグラム法は，全体が1になるように正規化された濃度ヒストグラム $P(i)$ から，次に示す画像の特徴を求める方法である．要するに，画像の濃さをもとに分析する方法である．濃度は8ビットで表される画素値であり，0が最も暗く，255が最も明るい．分析した領域に多く描画されている場合には画素値は低くなり，少ない描画の場合には画素値は高くなる．

平均　$$\mu=\sum_{i=0}^{n-1} iP(i)$$

分散　$$p^2=\sum_{i=0}^{n-1}(i-\mu)^2 P(i)$$

歪度　$$S=\frac{\sum_{i=0}^{n-1}(i-\mu)^3 P(i)}{\rho^3}$$

尖度　$$K=\frac{\sum_{i=0}^{n-1}(i-\mu)^4 P(i)}{\rho^4}$$

(2) 空間濃度レベル依存法による画像分析の方法

画像における濃度 i の画素から θ 方向に距離 d だけ離れた画素の濃度が j である確率 $P(i,j)$，（ただし，$i,j=0,1,2,\ldots,n-1$）を要素とする同時生起行列を求め，その行列から次に示す画像の特徴を求める方法である（なお，通常筆者らは，$\theta=(0°,45°,90°,135°)$，$d=1$ としている）．この指標は，同時生起行列から分析する方法なので，画素値の相関性をもとにしている．

エネルギー　$$E=\sum_{i=0}^{n-1}\sum_{j=0}^{n-1}P(i,j)^2$$

エントロピー　$$I=-\sum_{i=0}^{n-1}\sum_{j=0}^{n-1}P(i,j)\log(P(i,j))$$

相関　$R\frac{\sum\sum ijP(i,j)-u_x u_y}{\rho_x \rho_y}$

局所一様性　$L=\sum_{i=0}^{n-1}\sum_{j=0}^{n-1}\frac{1}{1+(i-j)^2}P(i,j)$

慣性　$M=\sum_{i=0}^{n-1}\sum_{j=0}^{n-1}(i-j)^2 P(i,j)$

(3) 濃度レベル差分法による画像分析の方法

ある画素の濃度とそこから θ 方向に距離 d だけ離れた画素の濃度差が k である確率 $P(k)$,（ただし，$k=0,1,2,\ldots,n-1$）を要素とする行列を求め，その行列から次に示すテクスチャーの特徴を求める方法である（なお，通常筆者らは，$\theta=(0°,45°,90°,135°)$，$d=1$ としている）．この分析は，ある角度と距離の画素間の差分をもとに，さまざまな統計量を求める方法である．

コントラスト　$C=\sum_{k=0}^{n-1}k^2 P(k)$

角度別 2 次モーメント　$SM=\sum_{k=0}^{n-1}\{P(k)\}^2$

エントロピー　$I=\sum_{k=0}^{n-1}P(k)\log\{P(k)\}$

平均　$M=\sum_{k=0}^{n-1}kP(k)$

逆差分モーメント　$IM=\sum_{k=0}^{n-1}\frac{P(k)}{k^2+1}$

where, $P(k)=\sum_{i=0}^{n-1}\sum_{j=0}^{n-1}P(i,j)$

c. フーリエ変換による画像分析の方法

周期的でない一般の関数はフーリエ変換により三角関数の積分として表すことができる．式は以下のようになる．

フーリエ変換　$F(\omega)=\int_{-\infty}^{\infty}f(t)e^{-j\omega t}dt$

（ただし ω は角周波数，$j=\sqrt{-1}$ である）

デジタル画像のような 2 次元のデータのフーリエ変換は

2 次元フーリエ変換　$F(u,v)=\int_{-\infty}^{\infty}\int_{-\infty}^{\infty}f(x,y)e^{-j2\pi(ux+vy)}dxdy$

で表される．

なお，グレースケールの離散数で表されるデジタル画像データでは，下記の離散フーリエ変換 $(F(k))$ が用いられる．

$$F(k)=\sum_{S=0}^{n-1}f(s)\exp\left(-\frac{j2\pi sk}{n}\right)$$

ただし，$k=0, 1, ..., n-1$ である．

この分析では，中心付近が低周波成分そして中心から離れるに従って高周波成分になるスペクトルを利用することが一般的である．

d. 特異値分解による画像分析の方法

A を画像データの (M, N) 行列　　$(M \geqq N)$ としたときに

$$A=U\begin{pmatrix}\sigma_1 & \cdots & 0 \\ \vdots & \ddots & \vdots \\ 0 & \cdots & \sigma_N\end{pmatrix}V^* \qquad \cdots(1)$$

となる．ただし，U は M 次ユニタリー行列，V は N 次ユニタリー行列で，中央は対角成分が左上から右下へ，特異値が大きさの順に並んだ対角行列である．また式（1）は式（2）で表すことができる．

$$A=\sum_{j=1}^{n}\sigma_j u_j v_j^* \qquad \cdots(2)$$

式（1）は，元の画像 A が個々の特異値と対応するベクトルの積の和であることを示している．樹木画の集合を画像の各ピクセルの濃度値（0：白～255：黒）を要素とする行列（365×255）と見なして，行が「画像データにおけるピクセルの位置」（以下描画座標）に対応し，列が「患者の描いた描画」に対応する行列を作成し，特異値分解を行うことができる．特異値分解は，因子分析や主成分分析と類似の方法であり，画像のおおまかな特徴をつかむのに向いている．

e. ウェーブレット変換による画像分析の方法

ウェーブレット変換は，ウェーブレット母関数 $\psi(x)$ を用いて，入力データ $f(x)$ を低周波成分と高周波成分に分解し出力する画像解析手法である．出力のうち，低周波成分は入力データのよりおおまかな部分を表し，高周波成分は

より詳細な部分を表す．画像のウェーブレット変換として利用可能な2次元離散ウェーブレット変換 $DWT_f^{\varphi}(j,k,l)$ は，下記のようになる．

$$DWT_f^{\varphi}(j,k,l)=\frac{1}{2^j}\sum_{x=-\infty}^{\infty}\sum_{y=-\infty}^{\infty}f(x,y)\phi\left(\frac{x-2^jk}{2^j}\right)\phi\left(\frac{y-2^jl}{2^j}\right)$$

なお，ウェーブレット母関数 $\phi(x)$ にハール（A. Haar）の関数[24]が用いられることが多い．ウェーブレット変換での画像分析で用いられる多重解像度解析は，マラー（S. G. Mallat）により提案された手法[25]で，ウェーブレット変換のレベル j を1から n まで順に変更し，繰り返し実施する方法である．多重解像度解析を用いることにより，広い周波数帯からなる信号や高い解像度の画像を周波数の観点から分解することができる．描画の画像解析においては，各レベルのウェーブレット変換によって分解し，出力される高周波成分は，比較的細い線を用いて描かれた部分をより詳細に表し，低周波成分は，比較的太い線を用いて描かれた部分をおおまかに表すと考えられる[26]．

5.3　統合失調症患者の樹木画に対する画像分析

これまで，樹木画に対するウェーブレット変換・多重解像度解析の実施について検討し説明してきたが[27),28]，樹木画の定量的な評定をする手法としてウェーブレット変換・多重解像度解析，特異値分解，フーリエ変換を用いた川杉桂太らの研究[26]をここで具体的に紹介し，樹木画の画像分析の可能性について考えたい．

a.　統合失調症患者の樹木画

3名の統合失調症患者の樹木画（図5.2）に対して，数値解析ソフトMATLAB（R2016a）を用いた画像分析を実施し，同時に臨床心理学的な心理評定を実施した．対象者A（50歳代男性）の罹患年数は28年と長く，PANSS（Positive And Negative Syndrome Scale：陽性・陰性症状評価尺度）の陰性尺度得点（29点）および総合精神病理尺度得点（45点）は3名の中で最も高かった．対象者B（20歳代女性）の罹患年数は12年であり，PANSSの陽性尺度得点が21点と3人の中で最も高かった．対象者C（20歳代男性）

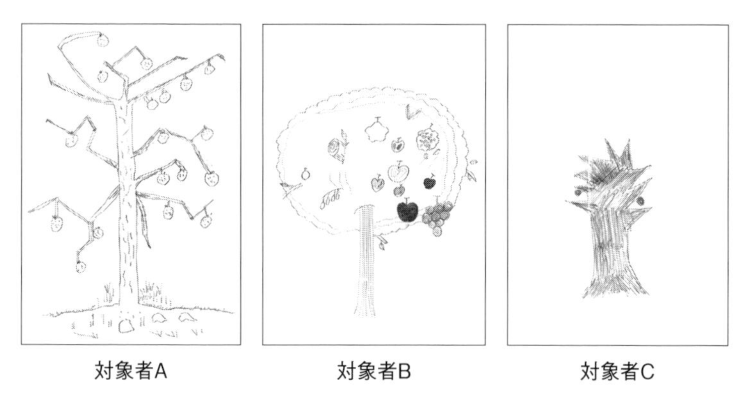

図 5.2　対象者 A, B, C の描いた樹木画の画像[26]

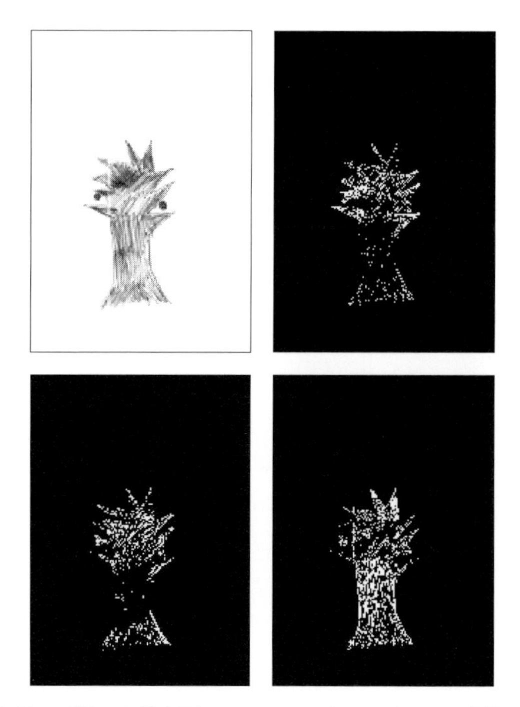

図 5.3　対象者 C が描いた樹木画のレベル 4 のウェーブレット変換の出力画像[26]

の罹患年数は 3 年と短いが，自己評価抑うつ度（self-rating depression scale）SDS による抑うつ得点は 63 点と最も高かった．

b.　樹木画テスト描画の画像分析

特異値分解およびフーリエ変換の実施方法は，岩満優美らの手法[23)]に従って行った．多重解像度解析を実施すると，最大で12回のウェーブレット変換が実施可能（$1 \leqq j \leqq 12$）であり，レベルごとに出力として，(1) 低周波成分からなる，入力よりも粗い樹木画，(2) 水平方向の高周波成分，(3) 垂直方向の高周波成分，(4) 対角方向の高周波成分を得た．

c.　画像分析の結果

(1) ウェーブレット変換・多重解像度解析

図5.3および図5.4は，3名の樹木画画像に対するレベル1から4のウェーブレット変換の出力について示している．図5.3は，対象者Cの画像に対するレベル4のウェーブレット変換の全出力である．図5.4は，3名の対象者の

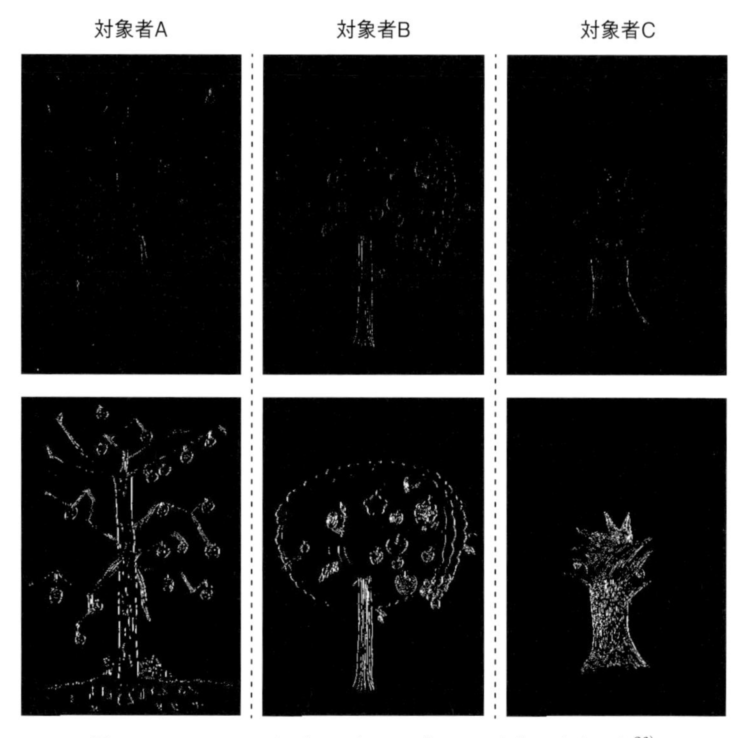

図5.4　レベル1および3のウェーブレット変換の出力画像[26)]

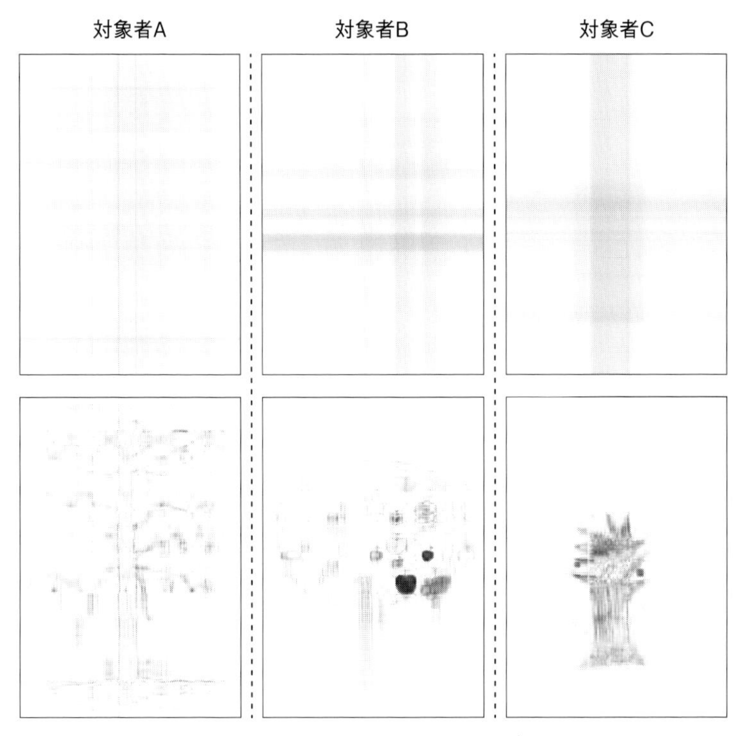

図 5.5 特異値分解の出力画像[26)]

画像に対するレベル1およびレベル3のウェーブレット変換の出力のうち，垂直方向の高周波成分のみを示している．枝では水平方向の高周波成分において，幹では垂直方向の高周波成分において，幹の基部では対角方向の高周波成分において，より多くの白い輝点や白線が出力されていることがわかる．

(2) 特異値分解

特異値および表現パターンのみを用いて復元した画像を図5.5に示した．この図5.5の上段に示されているように，最大の第一特異値のみを用いて樹木画を復元した画像には，左端から右端まで続く水平な直線および上端から下端まで続く垂直な直線のみが含まれている．一方で図5.5の下段に示されているように，複数の特異値を用いて復元した画像には，図5.5の上段に見られた長い直線は見られず，より多くの短い直線が含まれている．

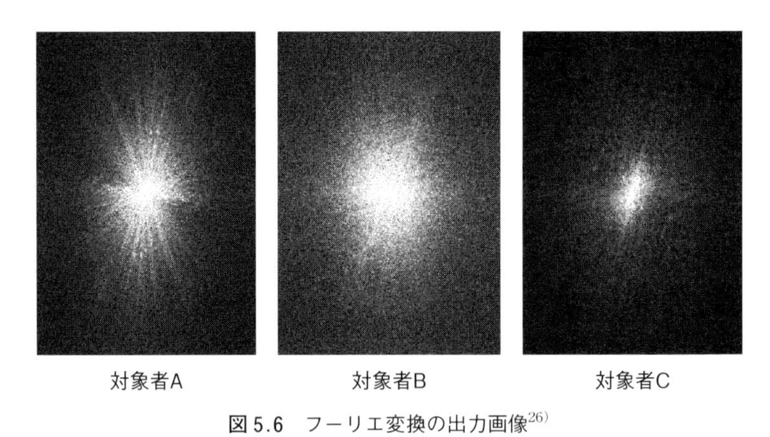

図 5.6　フーリエ変換の出力画像[26)]

(3) フーリエ変換

入力画像に対してそれぞれ 2 次元離散フーリエ変換を行い，空間周波数を示す出力画像を得た（図 5.6）．対象者 A および対象者 C の樹木画の空間周波数では，斜め方向に線状に白い輝点が表れていたが，対象者 B の空間周波数は，一定の方向に線状には表れず，全方向に広がって表れていた．また，対象者 A および B の空間周波数は画像全体に広がっていたが，対象者 C の空間周波数は画像中央にまとまって現れていた．

(4) 画像分析の検討

対象者 A の描画では，用紙全体に，斜め方向の直線で角ばった形の枝が，垂直方向の直線で幹が，水平方向の線で地面がそれぞれ描かれていた．画像解析の結果，低レベルのウェーブレット変換により，縦線で描かれた幹が垂直方向の高周波成分として分解され，白い輝点として多く表れていた（図 5.4）．また特異値分解により，縦横線が用紙全体に多く，薄く復元され，続いて枝や実などの細かな部分が少しずつ復元された（図 5.5）．そしてフーリエ変換により，白い輝点が画像全体に，また斜め方向の線状に表れた画像が出力された（図 5.6）．以上より，対象者 A の描画のフーリエ変換画像において白い輝点が斜め方向に線状に表れていたことは，対象者 A の柔軟性の乏しさや統合失調を示し，さらには PANSS による陰性症状の強さを示していると考えられる．

対象者Bの描画は用紙全体に，垂直方向の直線で細い幹の輪郭や幹表面の線が，曲線で樹冠や黒く塗りつぶされた実が描かれていた．画像解析の結果，レベル1のウェーブレット変換により，幹の輪郭や，幹表面の線が垂直方向の高周波成分として分解され，白い輝点として多く表れていた（図5.4）．また特異値分解により，塗りつぶされた実を中心に濃く復元され，続いて縦線のみで描かれた幹も復元された（図5.5）．そしてフーリエ変換により，白い輝点が画像全体に，画像中央から広がって表れた画像に変換された（図5.6）．対象者Bの描画のウェーブレット変換・多重解像度解析の垂直方向の高周波成分を表す出力画像において，幹が白い輝点および線で表れていたことは，対象者Bの繊細さ，敏感さ，および外界の影響の受けやすさを示しており，さらにはPANSSによる陽性症状の強さを示しているかもしれない．

対象者Cの描画は，用紙の下寄りの部分に描かれ，枝では水平方向の線を，幹では垂直方向の線を，幹の基部では斜め方向の線を繰り返し描くことで樹木全体が黒く塗りつぶされていた．画像解析の結果，レベル4のウェーブレット変換により，塗りつぶしに用いられた各方向の描線が，それぞれの方向の高周波成分として分解され，白い輝点として多く現れていた（図5.3）．また特異値分解により，塗りつぶされた樹木全体を中心に濃く復元されはじめ，続いてわずかな特異値のみで元画像がほぼ完全に復元された（図5.5）．そしてフーリエ変換により，白い輝点が画像中央に集中して，線状に表れた画像に変換された（図5.6）．対象者Cの描画のウェーブレット変換・多重解像度解析の高周波成分を表す出力画像において樹木の描かれた範囲全体に白い輝点が多く表れていたことは，対象者Cの現実感覚の乏しさや抑うつ的であることを示していると考えられる．

以上の検討より，ウェーブレット変換・多重解像度解析では，描画の描かれた位置情報を失うことなく，さまざまな解像度のレベルごとに，なおかつ描線の方向ごとに，それぞれ高周波成分を得られ，描線の位置や太さ，方向の特徴を定量的に扱うことができる可能性を示した．一方，特異値分解では，最大の特異値を含むわずかな特異値および表現パターンのみを用いることで，入力画像において多くの線が描かれた位置や，塗りつぶす表現を復元できる可能性を示した．さらにフーリエ変換では，多くの輝点の出力された方向や輝点の表れている範囲から，多く描かれた描線の向きや描画範囲の大きさを読み取ることができると考えられた[26]．

5.4 結論と今後の展望

描画法の評定に対する信頼性を高めることを目的に，筆者らはこれまで，描画をデジタル画像として捉え，描いた人の性格特性などとの関連について検討してきた．また，描画の新たな評価法の開発に向けて，評価者の主観によらない，客観的な評定ができる画像分析方法を提案してきた．かつて，社会心理学者のドウズ（R. M. Dawes）らは，高度な判断を訓練された専門家である臨床心理学者や医師なども，主観的評価には深刻なバイアスが生じる可能性があることを，実験心理学的手法を用いて明らかにし[29,30]，その後，論争が巻き起こった．かりに描画の主観的評価において実際に深刻なバイアスが生じる可能性は低いにしても，評価者間の主観的評価の不一致による不確実性を避けるため，可能な限り客観的な指標も併用した評価のありかたが望まれる．描画研究においては，これまで定性的な研究に加えて，定量的研究が多くなされており，その研究の知見も非常に豊富であったが，定量的研究における描画の評価は評価者の主観によるところが大きく，その点における客観性は十分に担保されていなかった．本章で示した画像分析の方法は，この客観性の担保につながると考えられる．さらに，筆者らは本章で示した画像分析に加えて，ファジィエッジ推論を用いて統合失調症患者の描画を分析している[31]．

最後に，描画を心理的に解釈する際には，描画者と心理的解釈を行う者との関係性や，描画内容を重視することを忘れてはならない[32),33]．このような視点は，画像分析から得られた客観的な指標を用いて，心理的解釈との関連性について検討する本研究とは異なるものである．しかし，筆者らの研究は，従来臨床心理学において重視されている質的分析を否定するものではなく，質的分析を含めて，主観的になりやすい評価法の欠点を補うものとして，画像分析を利用することを提案している．筆者らが行っている画像分析法が確立すれば，抑うつや不安といったある特定の精神症状との判別を行う，あるいは精神障害者と健常者との判別を行うなど，スクリーニングとして画像分析を用いることができると考える．すなわち，個人の精神状態や心理状態を詳細に理解する前のスクリーニングとして画像分析を行い，その後，必要に応じて質的分析を行っていくのである．そのため，最終的には，画像分析によって心理的に解釈できることと解釈できないことを明確にしていくことが望まれる．

〔竹村和久・岩滿優美〕

付記　本章でとりあげた研究について日本学術振興会，挑戦的研究（萌芽），描画の統計的画像解析と臨床的利用の検討（18K18701：竹村和久研究代表，横田正夫，岩滿優美研究分担）の支援を受けている．また，本章でとりあげた研究の一部は，川杉桂太（早稲田大学大学院），轟慶子（鶴賀病院）をはじめとする鶴賀病院の医師や臨床心理士の先生方との共同研究の一部である．記して謝意を表する．

▶文献

1）高橋依子（2019）．投映法　津川律子・遠藤裕乃（編）（2019）．公認心理師の基礎と実践 14 心理的アセスメント　遠見書房，pp.134-148.

2）寺沢英理子（2010）．絵画療法の実践─事例を通してみる橋渡し機能─　遠見書房

3）飯森眞喜雄（1998）．芸術療法における言葉　徳田良仁・大森健一・飯森眞喜雄・中井久夫・山中康裕（監修）（1998）．芸術療法 1 理論編　岩崎学術出版社，pp.67-78

4）市橋秀夫（1972）．慢性分裂病者の体験構造と描画様式　芸術療法，4，27-36.

5）安達圭一郎・荒川ゆかり（1997）．統合型 HTP 法による精神分裂病患者の描画タイプ分類　臨床精神医学，**26**，463-472.

6）横田正夫（1994）．精神分裂病患者の年齢と描画特徴との関連　心理臨床学研究，**11**，212-219.

7）岩滿優美・堀江昌美・林　美和 ほか（2004）．統合失調症患者が作成した「ぬり絵」の全体的印象─健常者との比較から─　精神医学，**46**，373-379.

8）Iwamitsu, Y., Mikan, O., Konishi, M., *et al.* (2009). Schizophrenic patients have a preference for symmetrical rectangles：A comparison with preference of university students. *International Journal of Psychiatry in Clinical Practice*, **13**, 147-152.

9）Koch, C.（1952）. *The tree test : the tree-drawing test as an aid in psychodiagnosis*. H. Huber.（コッホ，C.　林　勝造・国吉政一・一谷　彊（訳）（1970）．バウムテスト─樹木画による人格診断法─　日本文化科学社

10）佐渡忠洋・坂本佳織・岸本寛史 ほか（2010）．日本におけるバウムテストの文献一覧（1958-2009 年）　岐阜大学カリキュラム開発研究，**28**，33-57.

11）須賀良一（1985）．慢性分裂病における統合力の検討─分裂病者の描画の数量化 3 類による分析─　臨床精神医学，**14**，801-809.

12) 須賀良一（1987）．分裂病者の絵画の描画形式と臨床増との相関について—その 1．分裂病者の絵画の描画形式と形式分析における多次元尺度解析法の応用— 精神医学，**29**，1057-1065.
13) 稲富宏之・田中悟郎・林田博典 ほか（1999）．バウムテスト特徴からみた慢性精神分裂病患者の人格特性—バウムテスト特徴の数量的検討— 長崎大学医療技術短期大学部紀要，**13**，97-101.
14) 横田正夫・伊藤菜穂子・清水 修（1999a）．精神分裂病患者の彩色樹木画の検討（第 1 報） 精神医学，**41**，405-410.
15) 横田正夫・伊藤菜穂子・清水 修（1999b）．精神分裂病患者の彩色樹木画の検討（第 2 報） 精神医学，**41**，469-476.
16) 横田正夫・伊藤菜穂子・青木英美 ほか（2002）．精神分裂病患者の描画特徴による予後予測の試み 精神医学，**44**，867-875.
17) Haralick, R.M, Shanmugam, K., & Dinstein, I. (1973). Textural features for image classification. IEEE Transactions on Systems, *Man and Cybernetics*, **3**, 610-621.
18) Haralick, R.M. (1979). Statistical and structural approaches to texture. *IEEE Proceedings*, **67**, 768-804.
19) 尾崎 弘・谷口慶治（1988）．画像処理—その基本から応用まで—（第 2 版） 共立出版
20) 竹村和久・高崎いゆき・岩满優美（2004）．心理描画の画像解析とその解釈 日本行動計量学会第 32 回大会発表論文予稿集，130-133.
21) Takemura, K., Takasaki, I., & Iwamitsu, Y. (2005). Statistical image analysis of psychological projective drawings. *Journal of Advanced Computational Intelligence and Intelligent Informatics*, **9**, 453-460.
22) 高崎いゆき・竹村和久・岩满優美（2005）．描画から「心理」を解釈する—樹木テストの画像解析と臨床心理学的解釈— 感性工学研究論文集，**5**，155-164.
23) 岩满優美・竹村和久・松村 治 ほか（2013）．精神障害患者の描画とその画像解析—テクスチャー解析，フーリエ解析，特異値分解を用いて— 知能と情報，**25**，651-658.
24) Haar, A. (1910). Zur Theorie der orthogonalen Funktionensysteme. *Mathematische Annalen*, **69**, 331-371.
25) Mallat, S.G. (1989). A theory for multiresolution signal decomposition : The wavelet representation. *IEEE Transactions of Pattern Analysis and Machine Intelligence*, **11**, 674-693.
26) 川杉桂太・竹村和久・岩满優美 ほか（2019）．ウェーブレット変換，特異値分解，フーリエ変換を用いた樹木画の画像解析 心理学研究，**90**，284-293.
27) Takemura, K., Kawasugi, K., Iwamitsu, Y., *et al.* (2017a). Discrete Wavelet Analysis of psychological projective drawings by patients with Schizophrenia. Paper Presented at the 3rd International Symposium on Affective Science and Engineering (Tokyo, Japan), B1-6.
28) Takemura, K., Kawasugi, K., Iwamitsu, Y., *et al.* (2017b). Image analysis of psychological projective drawings by patients with Schizophrenia. Paper Presented at the MathPsych/ICCM 2017 (Coventry, UK), 69.

29) Dawes, R.M., Faust, D., & Meehl, P.E. (1989). Clinical versus actuarial judgment. *Science*, **243**, 1668–1674.
30) Dawes, R.M. (1994). *House of cards : Psychology and psychotherapy built on myth*. Free Press.
31) 川村桂太・竹村和久・岩滿優美 ほか (2020). 統合失調症患者による臨床描画のファジィエッジ推論による分析　人間環境学研究, **18**, 64–71.
32) 岸本寛史 (2008). 『バウムテスト第三版』におけるコッホの精神　山中康裕・皆藤　章・角野善宏 (編) (2008). バウムの心理臨床 京大心理臨床シリーズ1　創元社, pp.31–54
33) 山中康裕 (2008). バウムに見る臨床的かつ哲学的思惟　山中康裕・皆藤　章・角野善宏 (編) (2008). バウムの心理臨床 京大心理臨床シリーズ1　創元社, pp.12–28

6

心理検査からみた初期統合失調症

6.1 初期統合失調症

初期統合失調症は中安信夫らによって提唱された概念であり[1)]，中安らは統合失調症の初期の症状を明確にした．しかしながら，精神科臨床の場において，公認心理師が統合失調症の初期症状を臨床心理学的に捉えることは難しいと思われる．というのも初期統合失調症と診断された患者に出会うことがそもそも少ないからである．その点，筆者の勤務する病院では初期統合失調症の提唱者の中安が顧問を務め，診断的な確認を行っている．そのため初期統合失調症と診断された患者に心理検査を依頼されることがあり，幾人かの症例が集まった．そこで本章ではそれぞれの心理検査の結果を検討し，初期統合失調症の心理検査の特徴についてまとめてみることにした．

まず最初に比較的長期に追跡できた症例（症例 A）の心理検査の結果について流れをおってみてみたい．こうすることで初期統合失調症の経過の理解が深まると思われる．そしてその後に他の 4 症例（症例 B, C, D, E）について，初診に一番近い時期に実施された心理検査結果について比較検討することにしたい．

なお，本症例報告は病院の倫理委員会の承認を得た．

6.2 症　例　A

A は二人兄妹の長男で，初診時 14 歳だった．X 年 8 月より食思不振，嘔気，頭痛のため P 医院を受診，10 月に入り「肘や膝を誰かに触られる」「授業中に異性のことで頭がいっぱいになり集中できない」と話し，希死念慮が出現した．自分の頭を壁に打ち付け，壁を蹴ったりする．X 年 11 月，希死念慮，自傷行為のため，家族が入院を希望し，Q 病院を受診した．A は「高校受験があって勉強しなくてはいけないのに集中できない．他のことを考えてしまう」(集中困難，自生思考)，「異性のことを考え，昔のことを考えてしまって，ずっと頭に残る．写真撮ったみたい．絵みたいに動かないのが，頭の中に浮かんで動かない，張りついている」(自生記憶想起，自生表象)，「聞きたくないのに聞こえてきちゃう．自分の中に入ってきちゃう」(聴覚性気付き亢進)，「学校で勉強しているとかすかな友人の話声が気になる」(面前他者に関する注意，被害念慮)，「シャープペンシルを他の誰かが持っている感じ」(体感幻覚)，「死にたい，抑えられない」(希死念慮)，「自分じゃない自分がいて，集中できなくて」(二重心ないし二重身) などと訴えた．他方で，「集中できるようになれば，死にたいという気持ちはなくなると思う」と述べていた．本人に入院の同意を得るが，易変の可能性もあるため，両親の同意を得て医療保護入院となった．初期統合失調症の症状が認められ，初期統合失調症と診断された．

A は 2 か月間入院し，X+1 年 1 月に退院となった．その間，X 年 11 月 (入院 5 日目：1 回目) と退院 2 日前の X+1 年 1 月 (2 回目) に描画検査を行っている．

描画検査では図 6.1 にあるように，樹木画と草むらテストを行った．樹木画は，バウムテストの変法であり，サインペンを使用し，「実のなる木」を描くように求め，その後彩色を求める．終了後，どんなイメージか，あるいは何の木かについて質問する．一方，草むらテストでは「草むらに落とした 500 円を探している自分を描いてください」と教示し，やはりサインペンで描画を求め，その後彩色を求める[2]．終了後，どのような状態なのか，500 円は見つかるかなどについて質問する．樹木画と草むらテストはこの順番で描画課題として実施される．樹木画で描かれる樹木は，統合失調症の患者の場合，状態の改善に従って，若木から徐々に成長し，大きな木になるといった変化がみられることがあり，草むらテストでは描かれた人物が，硬い姿から運動を伴うものへ変化するといったことが認められる[2]．いずれの描画においても，状態の改善によって描画特徴に変化が認められることから，2 つの描画課題が併用されてきている．

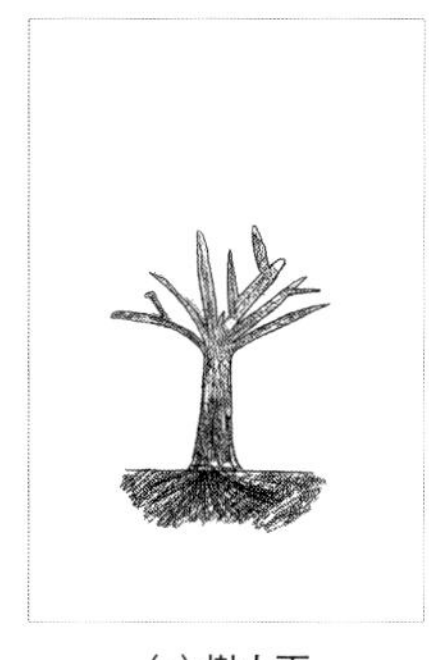

(a) 樹木画

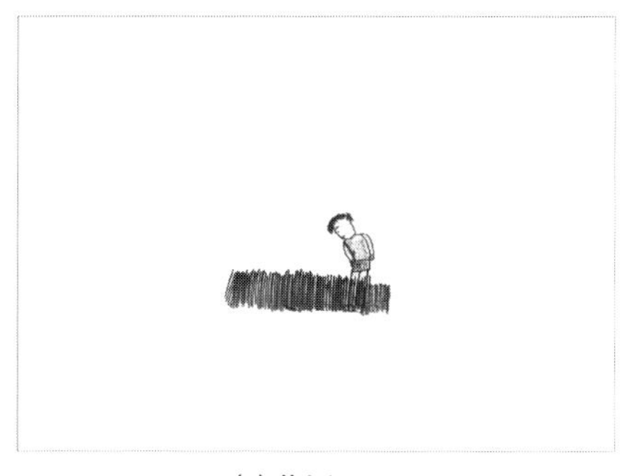

(b) 草むらテスト

図 6.1　A の 1 回目の描画（口絵 7）

1 回目の描画は入院 5 日目のものである．樹木画の教示が与えられると A は「ミカンの木とかそういうの？」「地面の下とかは描くんですか？」と質問し，地面の線から描きはじめ，根，幹，枝と下から上に向かって順番に描き出したのが図 6.1（a）であった．彩色は根，幹，地面の順で行われ，その後サインペンで根の線が追加された．この絵を見ると，地面に根が透けて見え，幹と枝は黒で彩色され，樹冠がない裸木である．何の木かとの問いに，「別に考えはない」と答えた．草むらテストでは教示を受けた後「えーっ」と少し身を引くようにして薄笑いを浮かべ「草むらですか？」とつぶやき，草，500 円と描き進め「人物？　足元に？」とつぶやいた．しかしその後，「裏に描いていいですか」と言い出し，用紙を裏返し，草むら，人物（靴，足，胴，腕，頭，髪），草むら（追加）の順で描き図 6.1（b）ができた．人物が腿（もも）あたりまである草むらの中で，腰をかがめて 500 円を探している様子が描かれている．草むらを示す線で判別できないが，足には靴が描かれている．描画後，どんな状況かとの問いには答えられず，具体的に「探している？」と問うと「探している」と答え，「見つかる感じがする？」と問うと「しない」との答えであった．

描画の 1 週間後に心理検査の SCT が実施されたが，A の記載した文章の中には Part I「22 皆より劣っていることは　物事がすぐに頭の中に入らないこと.」（下線部は刺激語．以下同様）とあり，これは初期統合失調症の即時記憶の障害に相当すると思われる．中安信夫らによれば主訴率の最も高いものが即時記憶の障害であり[1]，それが SCT の中に現れてきていたのである．Part II

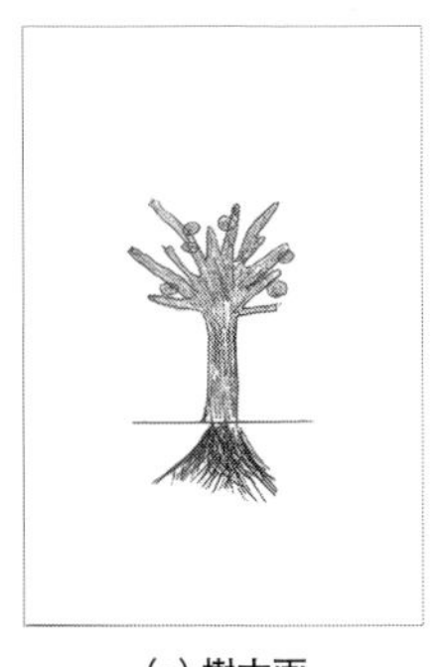
(a) 樹木画

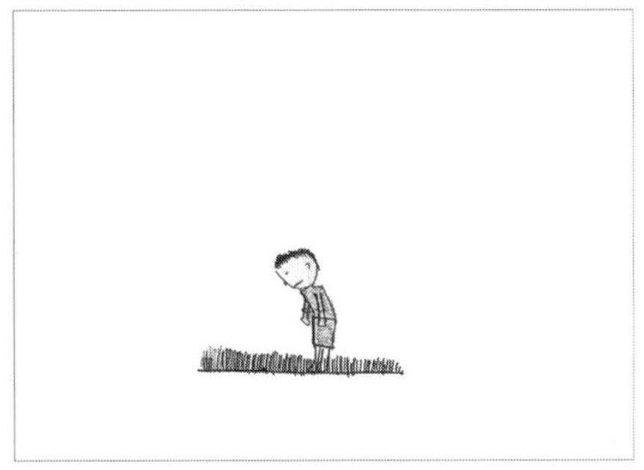
(b) 草むらテスト

図 6.2 A の 2 回目の描画（口絵 8）

「20 私を苦しめるのは 勉強に集中できないこと.」ともあり，集中困難の訴えは SCT にも表れていた.

2 回目の描画は外泊から帰院した後に実施された（図 6.2）. 上記のように，退院 2 日前であった. 基本的な構図は 1 回目のものと変わらない. 描画順は地面，根，幹，根（追加），枝，そして「実も描くんですか？」と確認し実を描き加えた. 彩色は実，枝，幹の順であった. 図 6.2 (a) のように，木の枝に実がつけられ，彩色は黒ではなく茶色になり，地面には根だけが描かれている. A は「ミカン，オレンジみたいな木」と説明した. 草むらテストでは，地面，草むら，500 円，人物（足，腰，胴，頭部，顔，髪，腕，耳）の順で描かれた. 彩色は顔，腕，ズボン，服の順であった. 描画では，草むらが短くなり，人物の両手が前に垂れ気味となり，頭が大きくなった（図 6.2 (b)）. 500 円は草むらの線で目立たなくなっている.「(500 円は) 見つかる？ 探している？」との問いに「見つかりそうな感じです」と答えた. このように 1 回目の描画に比べ，木は具体的にイメージされるようになり，さらには 500 円を見つけられると将来の展望が語れるようになった.

退院後外来入院は X+7 年（21 歳）まで継続した. ここでは，高校卒業までを第 1 期，その後を第 2 期として分けて紹介してみたい.

a. 第 1 期（X+1 年 1 月〜X+3 年 3 月）

X+1 年 1 月に退院した. 退院直後に，頭痛，嘔気は訴えられたが，それで

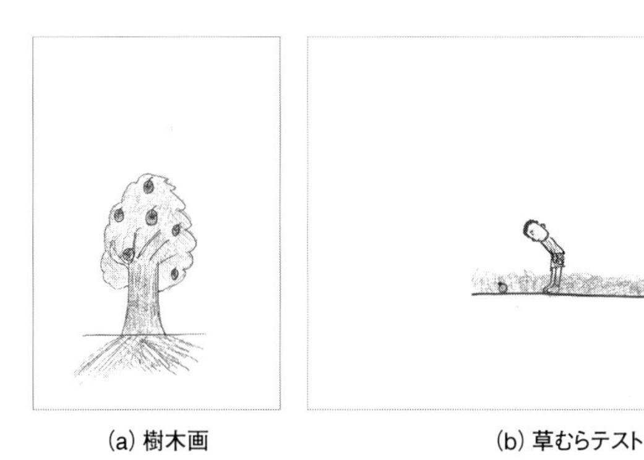

(a) 樹木画　　(b) 草むらテスト

図6.3　Aの3回目の描画（口絵9）

も高校受験には集中できた.「思い浮かぶ」ことは少なくなり,「周囲が気になる（自分の悪口を言っているのではと考えてしまう）ことも減った」と言う. X+1年3月には「鉛筆を持たれる」という感じは疲れると出てくるとのことであった. 高校には合格し, X+1年4月から高校に通学を始める.「集中できない」との訴えは続いているが,「いろいろなことが思い浮かぶがすぐ消える」とのことでそれほど苦痛ではないと訴えた. このように自生記憶想起はまだあるが, 持続時間は短くなり, 頻度も少なくなり, 改善傾向が認められた. そうしたときに3回目の描画が行われた（X+1年10月, 図6.3).

図6.3 (a) の樹木画の描画順は地面, 幹, 樹冠, 実, 枝, 実（追加), 根の順であった. 1回目, 2回目では地面の次に根を描き, 下から上への順で描かれていたのが, 今回は地面より上が先に描かれたのであった. また, 幹は太くなり, 樹冠が描かれるようになった. Aによれば「リンゴの木」とのことであった. 図6.3 (b) の草むらテストでは, 地面を描いた後で「同時進行で？」とAはクレヨンを同時に使うことを希望した. 地面の後にクレヨンで草むらを描き, サインペンに替え, 500円, 人物（足, ズボン, 胴, 手, 頭, 顔）を描き, 続いてクレヨンで肌, ズボン, 服, さらに500円を彩色した. 人物は草むらの中にあり, 草むらの中にある500円が, 緑色の草むらに透けて見えている. 両手は, クレヨンで描かれているためにわかりづらいものとなっているが, 半ズボンのところまで伸びており, 手を膝において腰をかがめている状態となっている. ただ, 左腕は, 人物の背中の線に接しており, 右腕は, 顔の顎

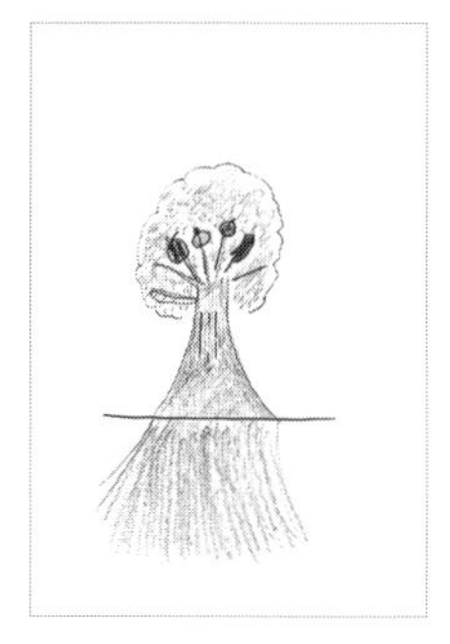

(a) 樹木画

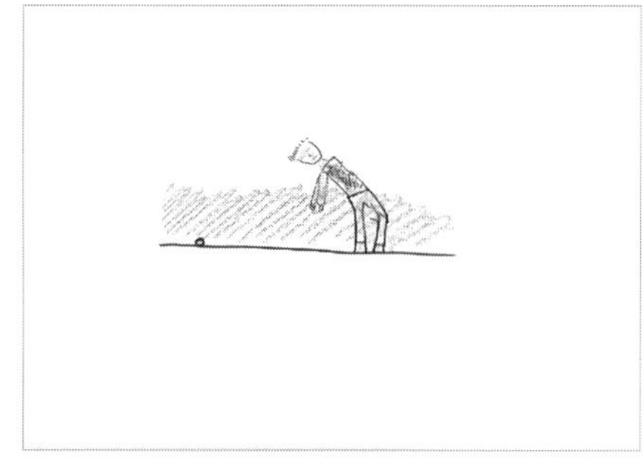

(b) 草むらテスト

図 6.4　A の 4 回目の描画（口絵 10）

の線に接している．さらには腕の線は，半ズボンの腰の区切りの線と二重写しになっている．A によれば 1 回目から 3 回目までで前方に身体を移動して来て 500 円が見つかったところとのことであった．A には 1 回目から 3 回目の間で 500 円を探し出すストーリーができているようであった．1 回目の描画からほぼ 1 年経過して 500 円は「見つからない」から「見つかりそう」を挟んで「見つかった」に変化した．これに呼応して視線は 500 円に向いたものとなっていた．

X+2 年 1 月になると周囲の人が気になることもなく，「思い出す」ことは続いているが，無視できるというようになった．最近スポーツをやっていないとゴルフを始めた．X+2 年 2 月，ゴルフクラブに親せきの子が汚い手で触ったことに怒ることがあった．また体育の授業の柔道で，嫌いな友人と組手で触らなければいけないことが嫌だと言うことがあった．X+2 年 10 月修学旅行で戦争に関した場所に行くことになった．その悲惨な光景が思い浮かんでしまうと言うことがあった．X+3 年 1 月，思い浮かぶことはあるが，勝手に消えると報告された．この頃 4 回目の描画が行われた（図 6.4）．

図 6.4（a）の樹木画では，地面から描きはじめられ，幹，根，幹と描き，途中で「頭が働かない……今日頭いっぱい使っちゃった……果物ですね，どう描こうかな」とつぶやき，樹冠，枝，実を描き，「あっ，メロン描いていいですか，あっ，スイカ」とそれぞれ追加した．このようにこの描画で特異な点は，樹冠の中に描かれた実がスイカ，オレンジ，リンゴ，バナナであり，それ

ぞれが1線の枝の先端に描かれていることであった．さらに幹は下方が太くなり，その延長に，放散状に根が広がっている．図6.4（b）の草テストでは，教示を与えられると「あっ，500円？」とつぶやき，地面を描き，「探すんですよね，どんなイメージにしよう」といったんペンにふたをした．まっすぐな足を描いて，考え，膝を曲げた足を追加し，「センスないっすよ．うまい人にあこがれるんすよ」と発言し，腰から上体，腕を描きながら「イメージでいいんですよね」と言い，薄く顔を描いた．彩色に際し草むらを描き，ペンを取って500円を追加し，人物（服，ズボン，肌）を彩色し，ペンを取って手を追加し，顔，肌，500円を彩色した．この描画の人物において，身体表現には歪みがみられている．両腕が，右肩から，前に垂れており，横からの描画になっているが，足は開いており，正面向きのものであり，両者を統合するために，片方の足を曲げて描くことで，体を傾けることができている．つまり体が正面向きから横向きにねじれ，そして顔はまた正面向きとなっている．草丈は人物の胸くらいまで長くのびており，500円はその草むらから透けて見えている．Aは1年3か月前の3回目の描画に言及し「探しているところ．前回見つけたところ描いたと思うんですけど前回と同じだとつまらないんで」と述べ，「見つけられるんじゃないですか．今の自分がこういう場面にはならなかったらすぐ諦めちゃうと思う．昔の自分だったら絶対見つけるまで探した」と述べた．

X+3年6月までは，集中できない日もあるものの，すぐ回復すると報告されていたが，X+3年7月になって，「模擬試験でシャープペンシルをつま楊枝の代わりにする汚い奴の隣に座らなければならなくなって気になる」と訴え，そのため模擬試験を家で受けることとなった．X+3年8月には汚いところに触ってしまうのではないかと考え，学校に行けなくなった．この頃のことについて母親は，勉強を始める前には手を洗い，かばんやカメラもタオルで拭き，こうしたことに時間がかかる，と述べていた．X+3年9月には2日ほど学校に行けたが，その後行けなかった．母親によると，父親が触ったものに手を触れられなくなった．父親が触った車のハンドルを握った母親が，Aの眼鏡を触ってしまい，それをかけられなくなったという．さらにX+3年10月，Aはどこに行っても汚いものがあるのではと思うようになり，学校に行けずにいた．「汚いところを触っている」ことを想像してしまい，直接触ってもいないのに手を洗わないといられなくなってしまっていた．A がいうには恐怖は感じないものの，毎回同じ場面が思い出され，手に神経がいってしまうが，洗えば頭の中のイメージは消えるので，手を洗っているとのことだった．そしてとうとう A は「家の中にも汚い場所がいくつかあって，それを家族が触れると汚い場所が増えてしまい，家にいられなくなった」と訴えた．

しかし，1 か月後の X+3 年 11 月になるとまだイメージは浮かぶが手洗いは減った．学校の保健室には 1 時間半ほど通えるようになった．いまだ頭の中にはイメージが思い浮かぶが手を洗えば消えるし，洗わずにがまんすることもできるようになった．X+3 年 12 月，イメージはまだ浮かぶが，がまんできるようになり，手を洗う回数も減った．X+4 年 1 月，気になることはあるが，割り切れると言うようになり，2 月には浮かんできても気にならない，洗手はほとんどしていないと報告された．3 月，A は大学受験に失敗し，予備校に行っても質問できないので，家で浪人することになった．

b. 第 2 期（X+4 年 4 月～X+8 年 5 月）

X+4 年 5 月，A は「気になることはそんなにない」「生活に支障をきたすことはない」「手洗いは昔に比べれば減った，気にはしていない」と述べるようになった．X+4 年 7 月には自動車教習所に通いはじめた．手洗いは減り，気にならなくなってきたと述べた．X+4 年 10 月，運転免許を取得した．思い浮ぶイメージは思い出と質的に大差なくなり，手洗いはある程度のところで治まっている，と述べるようになった．X+5 年 2 月，大学受験に合格した．受かってから手を洗うのは減り，平気になった．X+5 年 4 月，大学は楽しいと述べた．X+5 年 7 月には，スポーツのサークルに所属し，大会で忙しいと述べた．X+5 年 9 月，夏休みには家にいたが，きれいとか汚いとは考えずにすむようになった．翌年の X+6 年 4 月には汚くても死ぬことはないし大丈夫だ，と考えるようになり，6 月には汚いものに慣れた，汚くてもいいやと思えるようになったと述べた．X+6 年 12 月には集中できる，汚いとかはどうでもよくなった，と述べた．この頃 5 回目の描画を行った（図 6.5）．

5 回目の描画に際し，大学生になった A は「授業で同じのやりました，課題出されている」と樹木画について述べた．樹木画の描画順は，幹，地面，根

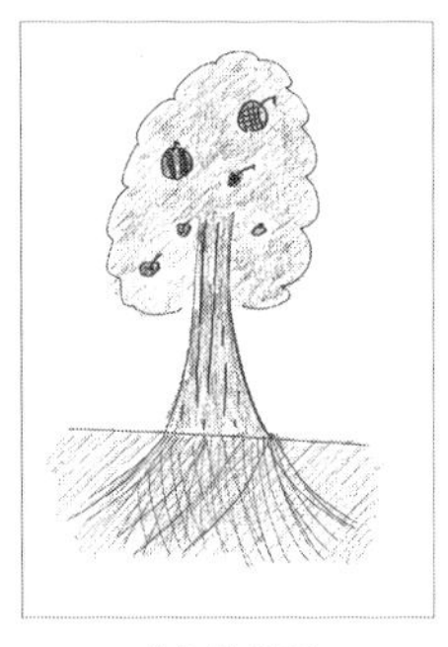

(a) 樹木画

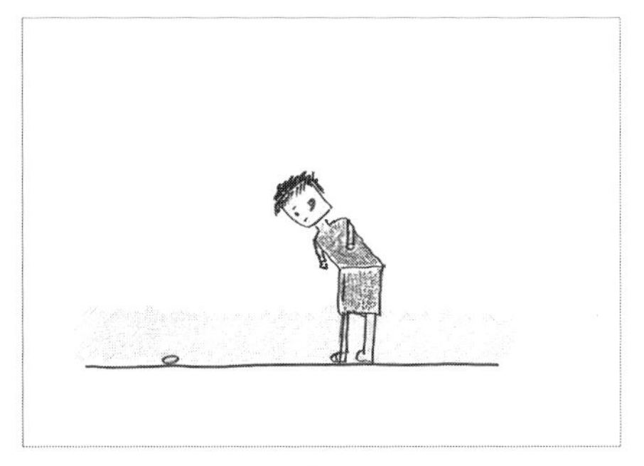

(b) 草むらテスト

図 6.5　A の 5 回目の描画（口絵 11）

を描いてから「何を表すかわかんなかったです」と述べ，樹冠，実を小さく描いた．考えつつ「リンゴ，ミカン，何でもいいですか，ブドウ，あの実のなる木じゃ？　こう地面になるような感じでも」と問いながら，スイカ，メロン，リンゴを描き，幹に筋を描き込んだ．描画後 A は木について「1 つがなっている木じゃなくて何でもなる木みたいなそんな感じ」と述べた．草むらテストの教示を与えると「あっ，500 円」と言い，まず地面を描いて，少し間があって右足と左足を描き，足に続けてその上部の胴，首，頭部，腕，手，500 円まで描いて「あっ，なんか変になっちゃった．最近全然描いてない」と言い訳した．人物は，図 6.5（b）に示したように，腕が短く，肩の線から直接線が出ている．またズボンではなくスカートのようであり，片方の足は細い．草むらの草丈は膝上にまでありそうで，500 円は草むらの中に透けて見える．A によれば「イメージとしては長時間探してて，諦めようとしたときに見つかったところ」とのことであった．

その後 X+7 年 3 月と 9 月に受診し，A は変わりないと報告し，X+8 年 5 月就職が決まったとの報告があり，以後は外来受診が中断となった．

c.　症例 A のまとめ

以上のように A は，入院から 8 年 5 か月経過して，症状はなくなり，外来通院を中断している．この間の彩色樹木画には樹木の成長が認められ，3 回目からは大きな樹冠が一貫して見られていた．つまり入院中には樹冠がない樹木であったのが外来になってからは樹冠が描かれ続けたのである．ただ興味深いことに4回目，5回目の樹冠の中にはメロン，スイカといった果物が実としてなっているように描かれていた．4回目のときにAは「あっ，メロン描いていいですか，あっ，スイカ」と言っており，この発言は急にメロン，スイカを思いついたようである．このことは現在進行している描画のイメージが，急に自生したイメージを抑制できていないことを示しているように見える．そうだとするとメロン，スイカの描画は，初期統合失調症の症状の自生表象の現れとも考えられる．5回目のスイカ，メロン，リンゴの描画も同様に考えることができよう．Aはこのとき，初期統合失調症の症状は軽減してきているのだが，それでも突発的なイメージの自生のような現象は続いていたということなのであろう．

草むらテストの人物は，いずれも姿勢は横向きで前かがみとなっている．人物は草むらの中にあり，そして500円も草むらの中にあるように描かれていた．一般的に統合失調症患者の描画では，人物は正面向きになることが多く，さらには草むらと人物が分かれて描かれることが多い[2)]．500円は人物に対して巨大となり，ほぼ同じ大きさで描かれることがある[2)]．こうした統合失調症患者の描画に比べると，Aの描画は与えられた課題に従った描画になっている．しかしよく見ると，入院中の描画における人物（図6.1，図6.2）のほうが，外来の第1期，第2期のいずれの描画に比べても腰の描線は曲線になっており，腰をかがめる表現は適格である．これに対し第1期から第2期の人物（図6.3，図6.5）は腰のところで鋭く曲がっているように見える．人物の表現の歪みは，外来での描画のほうが著しいといえる．さらに歪みは，腕の付け根が，胴の線から始まるというように，腕が折り紙を重ねたように描かれているところや，場合によっては腰のところで半ズボンの線と二重写しになっているところにも現われている．こうした腕の表現の歪みは，Aにある手洗い強迫が強まることに対応している．一般的に強迫症状は初期統合失調症症状に対し抑制的にはたらくことが知られている[1)]が，Aの場合，強迫症状が身体への過剰な意識をもたらし，描画における歪みを生じさせたと考えられる．そのためそうした腕の歪みは，初期症状の改善に従ってなくなるわけではなく，最後の5回目の描画にもまだ存在していた．

身体の表現の歪みの生成については，人物の描画順が一つの手がかりになろう．1回目の草むらテストでは人物を描こうとして諦め裏に新たに描き出し，地面に接している靴，足と下から順番に上の方向に描き進めた．2回目と3回目の草むらテストでもやはり地面に接している足から順番に上に向かって描き加えられていた．これらの描画順の示していることは，人物の全体を一度にイメージできず，地面に接しているところから部分部分をつけ加えることで身体全体を完成させているということである．部分をつけ足していく描画表現は統合失調症の描画に特徴的なものである[2)]．それが4回目の描画になると，足を描いてから，考えて，もう一つの足を描いているのであり，部分を描くにしても，以前よりもさらにイメージが浮かびにくくなっているようであった．5回目においても地面を描いてから間があって右足，そして左足を描いていた．やはりイメージが浮かびにくいようであった．時間の間があってもなお部分と部分を接合する際に歪みが生じてしまっている．このことは身体の部分を描くときに，その部分への注意の集中が生じ，それから他の部分へスムーズに注意の転換ができないことを暗示している．こうした身体の部分への意識の集中が足から身体の上の方向に段階的に起こってくるということは，身体への違和感があって自由な意識の配分ができないことを示しており，これらは初期統合失調症の症状の体感異常ならびに固有感覚性気付き亢進の現れとも思われる．

以上のように，樹木画で描かれる樹木は幹が太く，全体的には大きく安定していることから，Aの外界の認知は比較的安定しているとみることができよう（第2章参照）．ただし一部には自生表象が認められていた．草むらテストに描かれる人物には腕の歪みが存在することから，身体的な面での違和感（体感異常）ならびに固有感覚性気付き亢進が反映されているものと思われる．初期統合失調症では，身体的な面での捉え方には歪みが生じていることを示唆している．

では次に，Aでみられたような描画特徴が他の初期統合失調症患者の描画においても確認できるのかどうかみてみたい．

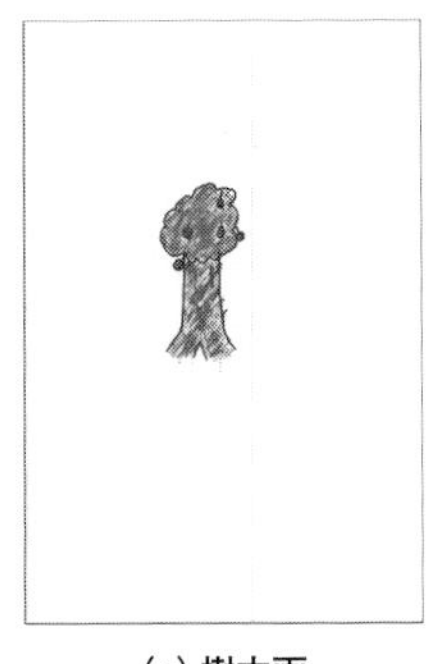

(a) 樹木画

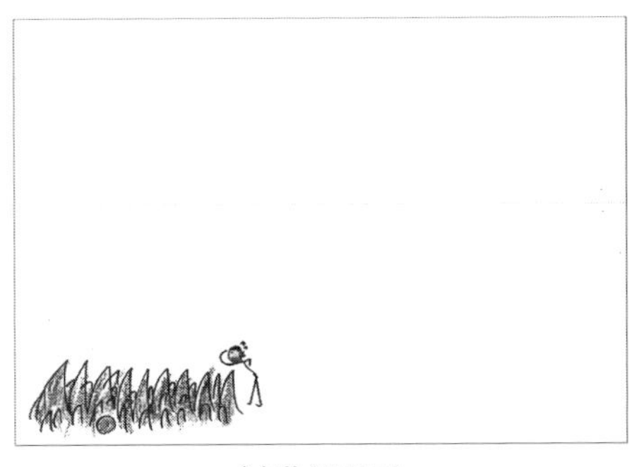

(b) 草むらテスト

図 6.6 B の初診時の描画（口絵 12）

6.3 症 例 B

B は 18 歳の男性で，ある日の夜両親に手紙を書いてバスルームで漂白剤を飲み，眠っている両親を起こしに行って，Q 病院に受診することになった．初診時に，自分の悪いことを思い出して勉強に集中できないと自生記憶想起を訴えた．診断は，初期統合失調症であった．B の初診時に描いた描画が図 6.6 であった．

図 6.6 (a) の樹木画終了後，「何の木？」と問うと B は「あー，そうですね，とりあえず考えればいろいろと出たのかも，こういうのって何も考えずに，最初，パッと幹描いちゃって，ブドウを思いついたんですけど，ブドウってこうじゃないと思って，リンゴを……絵心ないんで，根って描いて，あとは実，色は……葉っぱと実を 2 色使ったくらいで……そんな……」と答えていた．このようなまとまりのない言語化は主訴にあるように「集中できない」ことを示している．パッと幹を描いて，ブドウを思いついた，とあるように，描きはじめて途中で別のものが思い浮かんでしまう．これは初期統合失調症の症状の自生表象と思われる．集中できないのは，勝手に何かが思い浮かんでしまうためということである．ここではそれがブドウであった．しかしそうした自生表象にもかかわらず太い幹，樹冠を描くことはできている．ただ 2 つの実は樹冠の外に描かれている．通常，実は樹冠の中に描かれる中でこのような表現は独特である．図 6.6 (b) の草むらテストでは，人物が草むらの外に描かれ

ており，(a) の樹木画で実が樹冠の外に描かれているのと共通している．人物は棒状で小さいが，顔は丸く描かれ，その肌にはペールオレンジが塗られ，唇は赤く着色された．棒状の人物ではあっても動きの表現はできている．また，唇が赤く着色されているのは特徴的で，漂白剤を飲んだということで口へのこだわりが出ているものと思われる．

描画テスト後に実施されたSCTでは，被害的な内容の文章の記載が多くなされていた．たとえば，Part I では「1 子供の頃，私は　たくさんの人に馬鹿にされた．今もそれは変わらない.」「2 私はよく人から　下に見られている．それが正しいと受け入れている自分がいる.」「3 家の暮し　では，父と母に感謝している．自分が邪魔ではないかと心配だ.」「4 私の失敗　は，人からよく怒られる．他の人が失敗しても怒られることはないが，自分が失敗すると，よく怒られる.」「5 家の人は私を　邪魔だと思っている.」「13 人々　は自分のことを嫌っている．駄目な人間だと思っている．それが間違いだとは思わない.」「14 私のできないことは　他の人ができるいいこと全て．自分は悪いことしかできない．他の人全員がうらやましい.」「18 仕事　自分にはできないことの一つ．自分は仕事が遅い．人に迷惑ばかりかけてしまう.」「26 職場では　自分は嫌われている．仕事ができないから．失敗ばかりするから.」と回答した．Part II では「3 友だち　はいる．少ないけど確かにいる．自分のことをどう思っているのか不安だ.」「10 学校では　自分は駄目な人間だと思われている．学校は別に楽しい所だと思ってないから嫌でも行かなくてはいけない．仕方のないことだ.」「26 家の人は　自分のことを邪魔だと思っている.」と回答した．これらの表現は他者が症例 B に対して加害性を向けているということの自覚である．したがって家族を含めた他者との間に強い緊張，すなわち対他緊張があると考えることができる．中安信夫らによれば初期統合失調症の対他緊張には被害性と加害性の両方を含んでいるとのことである[1)]．

さらには自己の存在への不分明感，不信感についても言及されている．たとえば Part I では「8 私が知りたいことは　自分の価値．存在意義だ.」「10 私がきらいなのは　自分の存在．自分のことが好きな自分も嫌になることがある.」「20 世の中　は狂っていると思う自分がいる．自分が社会不適合者だからなのか.」「27 私の顔　は汚い．見られるのは恐い.」「28 今までは　自分は弱くて，すぐに諦めたり，努力をしない駄目人間だったけど，それを変えたいと思う自分がいる．」，Part II では「2 私を不安にするのは　過去の失敗や過ち，人から言われたこと．大部分はそれらだと思う．」「4 私はよく　失敗ばかりする．そして，失敗から何も学べない駄目な人間だ．」「5 もし私が　死んだら，周りの人は本当に悲しむのだろうか．」「7 もう一度やり直せるなら　赤ちゃんのころからやり直したい．」「15 私の頭脳　は悪い．人一倍以上に努力しなければいけない．でも，自分は努力をしてこなかった．」「19 私の気持ちに怒りはほとんどない．生きていくうちに，どんどん少なくなっていった．今ある怒りは自分に対してのものだ．」「22 大部分の時間を　無駄なことをして過ごしてしまった．かなり後悔している．」と回答した．表現されている内容に共通しているのは，自分の存在意義がわからず，自分は普通の人ではない，人より劣っているといった自分の内面に何かが不足しているといったことである．中安らはこうした症状を自己内実不分明感と名づけている[1]．

その一方で，空想世界への没入についての言及も見られている．たとえば Part I で「6 私が得意になるのは　一人の世界に入って空想の世界を思い描くことだ．」「16 将来，自分は誰もうらやむような程の素晴らしい人生を歩むんだ．できれば漫画家として成功したい．転落人生は嫌だ．」「19 私がひそかに思っていることは幸せになりたいということだ．」「23 私が心をひかれるのはファンタジーの世界．漫画やアニメ等がそれをもっと広げてくれる．」，Part II で「14 私が好きなのは　漫画．一番はやっぱりこれだと思う．自分の生きがいの一つかもしれない．」「17 私の野心　は，たくさん（できれば世界中）の人から認められて，誰もがうらやむ程の人生を歩むこと．」と回答した．こうした内容は，上記の自己内実不分明感と比較すると，過剰な没入感を示している．そこには過去に読んだ漫画やアニメの記憶の想起があろう．それが明瞭にわかる，ということであれば初期統合失調症の自生視覚表象に対応するものといえる．しかしそればかりでなく，「人もうらやむような」や「成功」といった言葉からすると，他者と比較して自己を優位な位置に置きたいという方向性をみることができる．これは対他緊張の被害性と加害性のうちで考えれば，後者の加害性の要素を含んでいるように思える．その点で，中安らの指摘する対他緊張の被害性と加害性の両者が SCT の中で言及されていることになる[1]．

以上のようなSCTの記述を見ると，Bは他者との間で強い緊張状態にあり，また自己の内面にある不確実感に悩まされているとみることができる．

6.4 症 例 C

Cは初診時16歳の男性である．中学2年生のときに下半身に電気が走る感覚が生じ，以後下半身のムズムズ感が続いた．そのため授業中にトイレに行くようになり，やがて授業に出られなくなった．高校に進学するが，トイレの心配があり，オムツをつけて立ちながら授業を受けるようになった．結局進級できず，通信制高校に転入学した．夜間に消灯した自室の机の上で丸まっているCを母親が発見した．Cは音に敏感になり，怯えがあり，理解不能な発言をし，不穏状態となった．そのため救急搬送にて，Q病院に入院となった．入院後，次第に疎通性は改善した．診断は初期統合失調症であった．

図6.7は入院2週間後に実施された樹木画と草むらテストの描画である．図6.7（a）の描かれた木はCによれば「リンゴ？」とのことで，あまりはっきりしないようであった．幹は太く，樹冠はあるが，木そのものは用紙の上方に小さく描かれた．図6.7（b）については状態を問うと「近くまで行っているけどまだ発見できてない感じで，ハハ……」と言い，さらに見つかりそうかどうか尋ねると「ああ，はい，見つかっていると思います」とややちぐはぐな発言となった．先には「まだ発見できてない」と言い，その直後に「見つかって

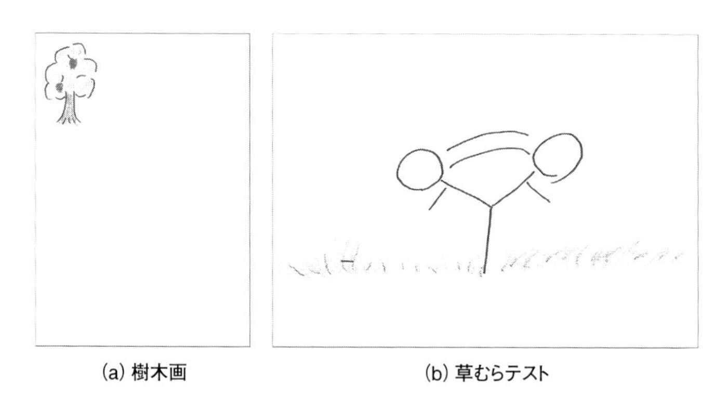

(a) 樹木画　(b) 草むらテスト

図6.7　Cの入院2週間後の描画（口絵13）

いる」と述べているのは，問われたことがよく理解できていない即時理解あるいは即時判断の障害を示していると思われる．描画では，人物は棒状で，足は一本で示され，上半身が振り子のように左右に揺れているように描かれていた．下半身が一本足という表現は，C が学校でトイレの心配があり，立って授業を受けていたという過去の状態をそのまま再現しているように思われた．つまり下半身のムズムズ感は初期統合失調症の症状でいえば体感異常ないしは固有感覚性気付き亢進の現れと思われる．

描画テスト実施の 2 日後に SCT を実施したが，Part I で「1 子供の頃，私は　好奇心おうせいとよく言われてました.」「2 私はよく人から　好奇心おうせいと言われてました.」と同じ文章を続けて書き，書き終わってからこれに気づき驚いていた．このことは自身の行いに注意を十分に向けていないと，同じことをしてしまうということを示しており，初期統合失調症の症状の行動プログラミングの障害を示していると思われる．刺激語について口に出して自問自答することがあり，それでいながら自分自身に関連して文章を完成させることができないあるいは一般的なものがみられた．たとえば「3 家の暮し　方は人それぞれです.」「4 私の失敗　です.」「13 人々　はこどくです.」「18 妻は強いです.」といったものである．家の暮し，人々，妻については一般的な内容で，私の失敗については文章が完成していない．こうした文章は自己に関係づけて文章を考えることができていないことを示し，それは参照枠としての私が確立していないということであろう．すなわち，私ならこう考える，という私の部分がないのであろうと考えられる．こうした参照枠のない状態は，初期統合失調症の自己内実不分明感に対応する．

自分自身についてはあいまいに書くものもあった．たとえば「8 私が知りたいことは　たくさんあります.」「14 私のできないことは　たくさんありますが，一つひとつ解決していける自信があります.」「19 私の健康　状態は中の上くらいです.」「24 調子のよい時　はスムーズに取り組むことができます.」「27 私が羨ましいのは　普通に生活していける人です.」といったように「たくさん」「中の上」「スムーズ」「普通」があいまいなまま使われている．このことは自分自身についての捉え方があいまいであるということであり，自己の内面を捉えられていないというより自己の内面がそもそも分化していないということを示している様であり，これも自己内実不分明感に対応していると思われる．

SCT の Part II では「2 私を不安にするのは ありますが表現することができないです．」「18 仕事 をする意味がよくわかりません．」「22 時々私は 大切なことを忘れてしまいます．」「24 私の不平は 他の人も感じていると思います．」といったように自己の内面について言語化できない，あるいは忘れてしまうことが述べられ，「26 職場では」の刺激語について C は「職場」を「学校」に書き換え，「26 学校では 死んでいます．（ポカーン）」と記した．つまり，学校で普通に過ごすことができていないことが書かれていた．こうした記述も自己内実不分明感に対応していると思われる．

以上のように SCT では即時理解あるいは即時判断の障害，それと自己内実不分明感を示すような表現がみられていた．

6.5 症 例 D

初診時 19 歳の女性である．中学のときに不登校になったことがあった．ここ 1 か月調子が悪い，特にここ 4 日ぐらい眠れないと母親とともに Q 病院に来院した．母親によれば皆と同じくできない自分を責める発言をしていたとのことであった．診断は初期統合失調症であった．初診日から 4 日後に描画が行われた．

検査時に状態を問うと「集中力がない．頭痛いのと重いのです」と答えていた．図 6.8（a）と（b）はそれぞれ樹木画と草むらテストの描画であるが，E は描画についての教示を受け，ペンを取ってからしばらく考えて描画を始めた．両描画の描きはじめは同様であり，しばし動きのない状態があった．樹木画を見ると左右対称となっており，幹は平行線というより下方で狭くなっており，樹冠はあるものの幹の上方にあり，その中の実は 6 個で上下に 3 個ずつ平行に並んでいる．幹のやや下方から一線の枝が伸び，その先端に実がつけられている．全体の形は，人間が両手を広げて，お手上げの状態であるかのように描かれている．D によれば「リンゴの木」とのことであった．描画後，サインペンはキャップをせず放置された．草むらテストの人間は棒人間であり，非

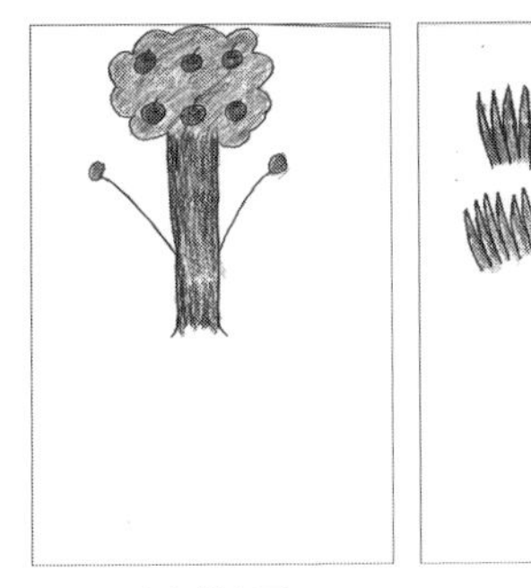

(a) 樹木画

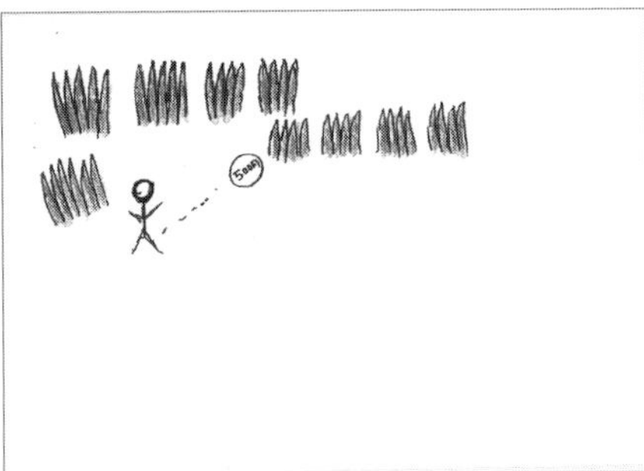

(b) 草むらテスト

図 6.8 D の初診から 4 日後の描画（口絵 14）

常に小さく描かれている．人物の形は樹木画と同様に両手を上げてお手上げ状態であるかのようである．「見つかる？」との問いに D は返事ができず，黙ったままであった．草むらテストの描画後，またしてもサインペンはキャップをせずに放置されたままであった．

SCT の Part I では「1 子供の頃，私は おとなしい性格でした．」と書き出すまでに時間がかかり，この文章の完成までに 1 分以上要した．次の刺激語，次の刺激語と飛ばし，呆然としたように，ペンを置き「浮かばない」と言うので，SCT を終えた．SCT への取り組み状況を見ると，自己内面が空虚で，何もないかのような印象を受ける．このことは自己内実不分明感に対応していると思われる．

6.6 症 例 E

E は初診時 15 歳の女性である．初診の 1 か月ほど前から学校に行けなくなり，毎日泣いてしまい，「いっそ死ねたら」と思うようになった．2 日前から自分の「親が嫌いだ」と言うようになり，「醜形恐怖症になってしまった」と訴えた．診断は初期統合失調症であった．初診からほぼ 1 か月後に描画検査が行われた．

図 6.9（a）の樹木画について E は「普通の大きい木ですね．絵は小さくなっちゃったけど，大きくてすごい何年もはえているような」と説明した．図

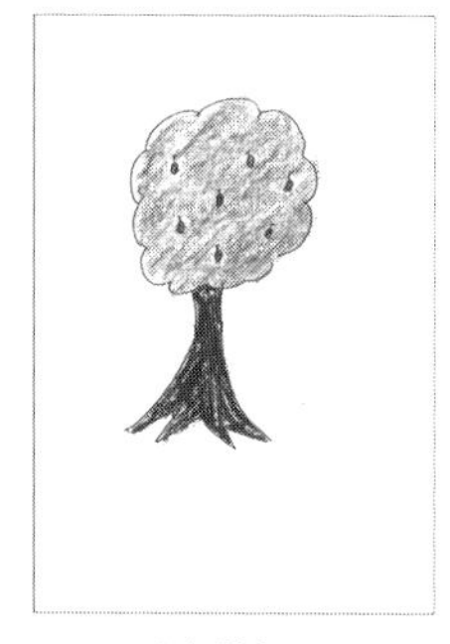

(a) 樹木画

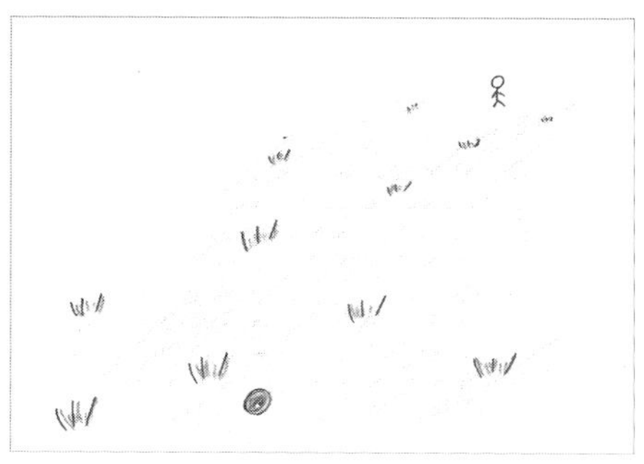

(b) 草むらテスト

図 6.9　E の描画（口絵 15）

6.9（b）について「500 円が見つかる？」との問いに「えー，わかんない，見つけられるかもしれないし，見つけられないかも……」と述べていた．

ほぼ同時期に行われた SCT では自身が「醜貌恐怖症（しゅうぼう）」があると言っていることを受けて顔が醜いといった言及が多くみられている．その他には「たくさんある」「あまりない」「わからない」と曖昧に答える傾向がみられた．たとえば Part I「4 私の失敗　はたくさんある．」「14 私のできないことは，たくさんある」，Part II「11 恋愛　はあまりない．」「17 私の野心　はあまりない．」「18 私の気持　はわからない」といった文章が記されていた．さらには Part I「19 私がひそかに　やっていることがばれないか心配だ．」といった文章があり，Part II「7 もう一度やり直せるなら　生まれる前からがいいな」といったように現在の自身の存在を否定するようなものも認められた．こうした曖昧な表現は，自己の内面がよくわからないことを示し，自己内実不分明感に対応していると思われる．

また「22 時々私は　頭が真っ白になる．」の「頭が真っ白」という体験は，初期症状の心的空白体験に対応していると思われる．

6.7　全体のまとめ

以上の症例 A から症例 E まで 5 症例の初期統合失調症患者の描画テストと SCT について見てきた．A では 14 歳から 21 歳までの経過の中での描画特徴の変化についても検討した．A は，統合失調の顕在発症に至らないで，改善した．その他の症例も 1 年から 6 年の間，描画テストを通して調べられたが，いずれも顕在発症には至っていない．

さて A では入院 5 日目であるにもかかわらず樹木画の木は幹が太く描かれていた．樹木画において幹は自我強度を表すとされており，衝動を適切に表出・抑制できるとされている[3]．草むらテストの人物は草むらの中にあり，500 円を探す動作が描かれていた．こうした描画は統合失調症患者の描画に比べると，整合性の高いものであり，統合失調症であれば状態の良いものでみられる．A では退院後の 3 回目の描画で樹木画に樹冠が表れた．樹冠について，雲や綿菓子のような形のものは，外界と調和し，適応的な生活を送る人に表れやすいとされている[3]．ここで得られた樹冠は，そうした形のものであり，高橋依子の分析に従えば，外界と調和し，適応的であると判断されよう[3]．すなわち A は退院後には適応的な特徴を示す樹木画を描いていた．他の症例では，1 回目の描画から A の 3 回目の描画と同様な樹木画を描いていたのであり，樹木画で見る限り，外界への適応的な特徴を示しているように見える．

しかしよく見ると A の 4 回目の描画は，幹の下方が広がり過ぎており，実にはスイカ，オレンジ，リンゴ，バナナが描かれており，B と C の樹木はサイズが小さく，D では下方で狭くなった幹の上方に樹冠があった．E においても幹は下方で大きく広がりバランスが悪くなっていた．こうしてみるといずれの症例にも樹木の描画には，統合失調症患者にみられるほど顕著なものではないにしても，軽度の歪みが存在する．こうした歪みは，太い幹が示唆するようにある程度の自我強度は有しているとしても，その幹に対応した心的エネルギーの流れにはスムーズさが欠け，また樹冠の示唆する外界への適応性も若干欠けるところがあることを示唆する．

次に人物の描画について考察してみたい．A の描画では，腕が短い，ないしは腰が屈曲しているといった歪みがあり，大きい．それ以外の症例ではいずれも棒状で，C のように大きく描くものと，B，D，E のように極めて小さく描くものとに分かれた．つまり，ここでの 5 つの症例は人物を大きく描くものと小さく描くものの 2 つのタイプに分けられる．そして大きく描いたものでは身体には歪みがあった．描画における身体の歪みは，患者のボディイメージの歪みを，小さな棒状の身体は，実感の乏しい身体をそれぞれ暗示している．ボディイメージの歪みあるいは実感の乏しい身体は初期統合失調症の体感異常・固有感覚性気付き亢進や離人感を反映しているとも思われる．

さてSCTでは，言語化が比較的豊かそうに見えるBのような例があるが，その逆にDのようにまったく書けない症例もいた（Dでは幹の下方が狭まり，棒人間は草むらよりも小さいといった特徴があったのであり，こうしたことを全体的にみてみると統合失調症の顕在発症に近い状態にあったと思われる）．その背後には，Bにおいても，自己の内面がわからないということをさまざまに表現しているようであり，まったく表現しないというありかたと好対照をなしていると思われた．SCTで特筆すべきは，もう一度やり直せるならば赤ちゃんの頃あるいは生まれる前からと書くことがあるように，ゼロから始めれば，今の自分が何となくもう少しわかるようになる，と考えているようであった．初期統合失調には物心症例があるとされ，この症例では物心ついた頃から初期統合失調症症状が存在しているとされている[1]．そうだとするならば自己内実不分明感も物心ついた頃にすでにあることになる．物心以前を考えると，赤ちゃんの頃あるいは生まれる前，ということなのであろう．

臨床現場では，漠然とした訴えで外来に初診する症例があり，そうした症例に描画検査とSCTを実施すると，樹木画では幹が太く，樹冠のある木を描き，幹の大きさに比べ人物が極めて小さくなり，SCTでは文章が書けない，あるいは書けても非常に時間がかかって内容が貧困であるということを体験する（第2章参照）．こうした症例については，本章で示したような，初期統合失調症の可能性を疑ってみることが必要かもしれない．

〔**横田正夫・青木英美**〕

▶文献

1）中安信夫・関由賀子・針間博彦（2017）．初期統合失調症 新版　星和書店
2）横田正夫（2018）．描画にみる統合失調症のこころ―アートとエビデンス―　新曜社
3）高橋依子（2011）．描画テスト　北大路書房

7

心理検査からみた慢性期統合失調症

7.1 はじめに

統合失調症の慢性期は，症状経過とともに初期の頃のような激しい妄想や幻覚は穏和化されているが，徐々に能動性の低下を伴う陰性症状が目立つようになる．そのため，慢性状態にある患者は喜怒哀楽といった感情の減退（感情の平板化），外界に興味や関心を向けることの減退，他者からの問いかけに対する反応の減退や会話の内容の貧困化などが起こりやすく，個人差はあるが対人接触は良好とはいえず，初期の頃よりも心的エネルギーが低下した病態像を示す．特に長期入院を余儀なくされる難治性の慢性期統合失調症患者は認知機能や社会機能の低下が著しく，『改訂 長谷川式簡易知能評価スケール（HDS-R)』[1] などの簡便な認知機能検査を実施すると，認知症患者と同様な，あるいはそれ以上に低い得点を示す者もいることを経験する．このことはさまざまな神経心理検査を使用した研究[2),3),4),5)] においても報告されていることである．患者個人の素因として認知機能の低下が仮定されている統合失調症と後天的に進行性の認知機能の低下がみられる認知症とでは本質的な違いがあるとみなされている[6] が，ここでいっていることは，神経心理検査で測定可能なそのときに発揮できる認知機能の程度ということであり，その意味では慢性期患者の中には認知症患者の水準まで機能不全が生じている者もいるということである．

筆者が臨床現場に出て間もない頃，病院内での日常生活の様子から認知症の合併が疑われ，精神科医の依頼に応じて上述の認知機能検査を50代後半の長期入院患者に実施した際，年齢を問うと，しばらく黙って考えた後に「わかりません．僕は何歳ですか？」と真剣な眼差しで問われたことを鮮明に覚えている．入院治療が長期に及ぶ慢性期患者は生活の場が精神科病院となり，患者によっては開放病棟よりも刺激の少ない閉鎖病棟で生活を送ることになるが，どちらにせよ長らく特殊な環境下に身を置いていることになる．こうした生活環境の影響もあるのだろうが，上述の認知機能検査を実施すると，筆者の印象では日時の見当識課題（何年，何月，何日，何曜日）に答えられない者が多く，このことは患者の外界への関心の乏しさが反映されているように思われる．

こうした病態像から理解されるように，発症初期の患者にとって有用な知能検査，神経心理検査，パーソナリティ検査，質問紙法などの心理検査の多くは慢性期の患者にとっては手続きが複雑で負荷が高く，適用するには不向きな側面を有している．また，初期の患者は診断のための手がかりや治療効果の検証を目的とした心理検査が実施されることが多いが，診断が確定している慢性期の患者は病態によっては特定の治療技法に反応しづらいため，こうした目的による検査の実施は少ないのが現状である．

統合失調症研究の症状経過についての知見[7),8)]では，慢性期の患者も精神症状は変動しやすく，急激に悪くなることもあることが知られているが，実際に患者に接していると，陰性症状によって自分の調子の悪さに気がついて治療者に訴えることが少なく，外見上の変化にも乏しいため，一見すると状態はいつも変わらずに固定しているように見えてしまうことに気づかされる．精神障害者の治療において患者の状態を把握するためには，生活の様子を観察することや診察での言語報告といった患者の外的情報を頼りとした方法をとることが一般的であるが，慢性期の患者においては外見上の変化に気がつきづらいので，この方法で彼らの状態を知ろうとすると充分な情報が得られるとはいいがたい．そこで，心理検査が適用されるのである．ここでの心理検査は，慢性期の患者の変動する状態を調べることが目的であるため，繰り返しの実施が可能でありながら，それでいて心的エネルギーや認知機能，社会機能の低下した状態にある者にも適応的な課題でなくてはならない．そこで考えられたのがぬり絵である．ぬり絵は描画法よりもさらに簡便であるために精神科臨床でよく使用されている．以下では，筆者らのぬり絵の利用法を紹介したい．

7.2 ぬり絵の利用について

中井久夫は治療者と最低限の接触が成立する患者にぬり絵が適応することを

述べ，描画法と同様に統合失調症患者の状態を把握するための非言語的方法として利用可能であることを指摘し[9]，現在の精神科臨床では主に作業療法において慢性患者への適用例が複数報告されている[10),11),12]．また，『作業療法白書 2015』によれば，医療領域における作業療法の対象者はそのほとんどが入院治療中の患者で，対象者の 93.2%が統合失調症であり，その半数は 65 歳以上の慢性患者が占めている[13]．活動内容をみてみると約 80%がぬり絵を含めた創作・芸術活動である．これらのことからぬり絵は 7.1 節で紹介したような病態像を示す患者にも取り組み可能であるため，入院治療が必要な慢性期の統合失調症患者の基本的機能や活動量の維持・改善を目的としたリハビリテーションの一環としてよく利用されている課題の一つと考えられる．

さて，筆者らが慢性状態にある統合失調症患者，その中でも特に入院治療を要する病態像を示す者の状態を調べるために，オリジナルに考案した「二枚ぬり絵法」というぬり絵課題は，12 色の色鉛筆を使用し，幾何図形と子犬の絵柄の刺激図（画線）を 1 枚ずつ順に提示して「自由に色を塗ってください」と教示を与えるシンプルなものである[14]．この課題は，臨床実践の中で作業療法をはじめとする集団療法において，慢性期患者が頻繁にぬり絵を行っている姿にヒントを得て考案したもので A5 判の用紙 1 枚につき 1 つの画線要素のみを印刷したものを使用することにより，一般的なぬり絵よりもさらに簡便で患者が取り組みやすい課題となるよう工夫している．以前より統合失調症患者のぬり絵からは奇異な印象を与えられることが知られており[12,13]，実際に筆者らの印象もそれと合致する．用紙の大きさに関して，筆者がこれまでに勤務したいくつかの精神科病院の作業療法で従来の A4 判の用紙 1 枚につき複数の画線要素が印刷されているぬり絵用紙を使用すると，先述のとおり慢性状態の患者は心的エネルギーが低く，中には画線全体を塗りきれずに空白を残す者もいて奇妙に感じたことが考案の背景にある[10]．刺激図に幾何図形と子犬の絵柄を使用する理由としては，前者の図形は意味を伴わず，部分要素を塗りつないでいけば完成するものであり，後者の図形は「走っている子犬」という意味を伴い，全体を配慮しながら部分要素に色をつけていくことが患者に求められる，という特徴の違いによる．つまり，従来の描画研究[9),17),18]で知られている羅列的方略を使用しやすい統合失調症患者にとって，幾何図形はその方略で対処可能な図形であるために負担が少なく，失敗の感覚を刺激しづらいと思われ，一方の子犬の絵柄は患者の空間構成の特徴を把握しやすいと考えられたためである．

ところで，統合失調症患者を対象にぬり絵を使用した従来の研究では，主にぬり絵の質的特徴についての検討が行われてきた[10),12),16)]．質的特徴を検討することによって，具体的な塗り方や患者一人一人の課題への取り組み方について読みとることができる有益さがあるが，ぬり絵課題から情報を読みとる際に一定の基準がなければ，どこに目を向けてよいのか困ってしまうことも事実だろう．また，読み手（検査者）の主観性に頼り過ぎてしまうと，検査者によって解釈がまったく違ったものとなってしまう恐れがある．そのように妥当性に欠ける課題は，アセスメントのために使用する検査としては適切ではない．そのため，課題に表現された情報を適切に読みとるためには，量的な検討もまた有用な方法と思われた．量的検討は，患者のぬり絵の特徴の全体的傾向を客観的に把握できるため，得られたぬり絵の特徴を読みとる際に一定の準拠枠を提供する有益さがある．つまるところ，量的方法と質的方法の視点からぬり絵に表現された特徴を検討することで，より患者の状態理解につながると考えられるのである．そこで，以下では「二枚ぬり絵法」に表現された量的特徴と質的特徴を手がかりに慢性期の統合失調症患者の状態を捉えるための指標について紹介する．なお，慢性期統合失調症患者のうちの大部分が入院治療を継続する者を検討対象としている．

7.3　部分的特徴

まず，ぬり絵の細かな部分に着目し，量的に評価することによってどのような特徴が明らかになるのか表 7.1 をとおしてみてみよう．表 7.1 は慢性期統合失調症患者 40 名とその比較対象として健常者 45 名を設定し，両群のぬり絵の部分的特徴の出現数について刺激図ごとに示した．

この表から明らかなように，患者は健常者よりも「塗り残し」や「はみ出し」，「未完成」が多い．これら量的に評価された項目に該当する患者のぬり絵の質的特徴をみてみると，刺激図の部分空間を無視して 1 色で色をつけて画線

表 7.1 慢性期統合失調症患者と健常者の二枚ぬり絵法の部分的特徴の出現数（出現率）

項目評定	幾何図形		子犬の絵柄	
	統合失調症患者 $N=40$	健常者 $N=45$	統合失調症患者 $N=40$	健常者 $N=45$
塗り方				
塗り残し	28（70.00%）	10（22.22%）	25（62.50%）	15（15.33%）
はみ出し	26（65.00%）	20（44.44%）	29（62.50%）	19（42.22%）
縁取り	22（55.00%）	38（84.44%）	14（35.00%）	23（51.11%）
混色	6（15.00%）	9（20.00%）	5（12.50%）	20（44.44%）
濃淡	6（15.00%）	18（40.00%）	17（42.50%）	30（66.67%）
空間の使用方法				
領域の統合	20（50.00%）	16（35.56%）	9（22.50%）	1（2.22%）
奇異な区切り	0（0.00%）	0（0.00%）	13（32.50%）	1（2.22%）
未完成	6（15.00%）	0（0.00%）	6（42.50%）	0（0.00%）
付加物				
模様	1（2.50%）	3（6.67%）	2（5.00%）	21（46.67%）
地（背景）の利用	0（0.00%）	1（2.22%）	1（2.50%）	5（11.11%）
描画	1（2.50%）	1（2.22%）	1（2.50%）	4（8.89%）

（文献[14]を改変）

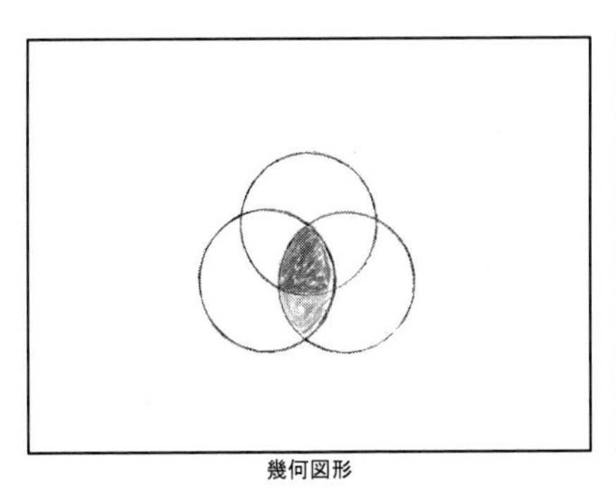

幾何図形

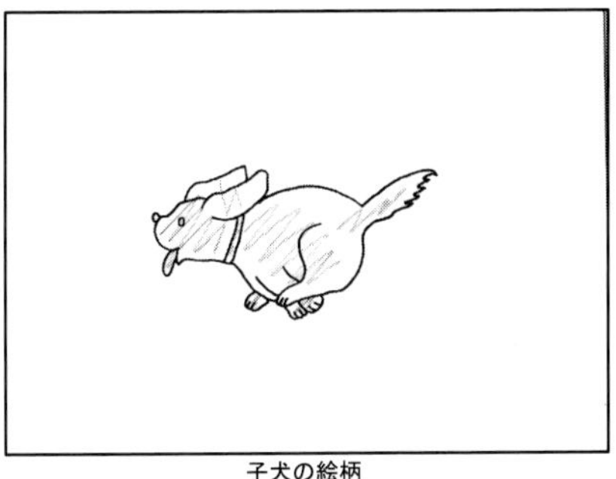

子犬の絵柄

図 7.1 慢性期統合失調症患者における完成できない例（口絵 16）

をはみ出す塗り方がされたものや，完成できずに空白を残ったものがある．後者の質的特徴は「未完成」として評定された部分的特徴で，その実際のぬり絵が図 7.1 である．図 7.1 は，幾何図形において内部の 2 つの部分要素のみを赤と黄緑で彩色され，子犬の絵柄では現実の犬の色とは異なるピンクを 1 色のみ使用され，面ではなく線で色をつけられ，いずれも空白が残っている．このように，簡便と思われる本課題であっても，慢性期患者の中には全体を塗りきれずに完成できない者が一定の割合で存在する．

さらに，子犬の絵柄においては「奇異な区切り」の項目が患者に多く出現している．この評定項目に該当する質的特徴は，子犬の足や耳の既存線の一部分と平行になるように区切りを入れて新たな部分空間をつくりだすことや，しっぽなどの小さな領域を閉じるようにし，異なる色でそれぞれ塗り分けるといったものである．すなわち，部分要素が優先され，その部分要素を全体の中に位置づけることに失敗していることを意味し，「子犬」という１つのまとまりのある図形を構成できない塗り方になっている．この特徴は健常者にはほとんど出現しないものであることから，患者には独特なルールが存在することが理解される．先述のとおり統合失調症患者の描画は描画要素を空間の中に整合的に位置づけられず，各要素が羅列して描かれることが知られている[9),17),18)]が，この子犬のぬり絵から明らかなように本課題においても同じ特徴が見出されている．以上のように，患者は全体と部分要素の関係性を照合しながら色をつけることが求められる刺激図（子犬の絵柄）においても，幾何図形のように部分を羅列して並べることが起こるのである．

これに対し健常者は，特に子犬の絵柄において患者よりも「濃淡」や「混色」，「模様」をはじめとする付加物が多い（表 7.1）．健常者に多く認められるこれら部分的特徴は，現実の犬らしさを表現するための方略であることが理

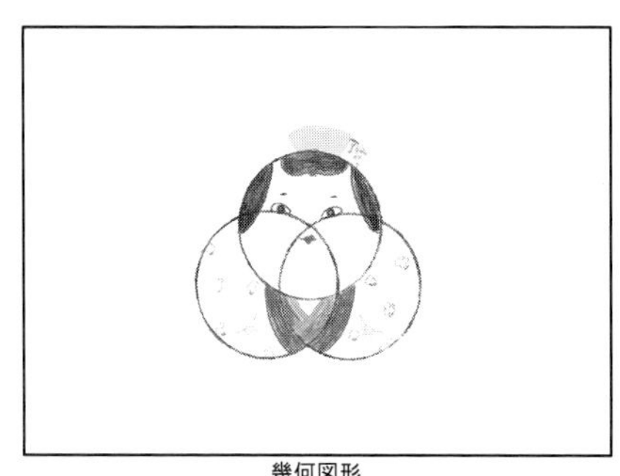
幾何図形

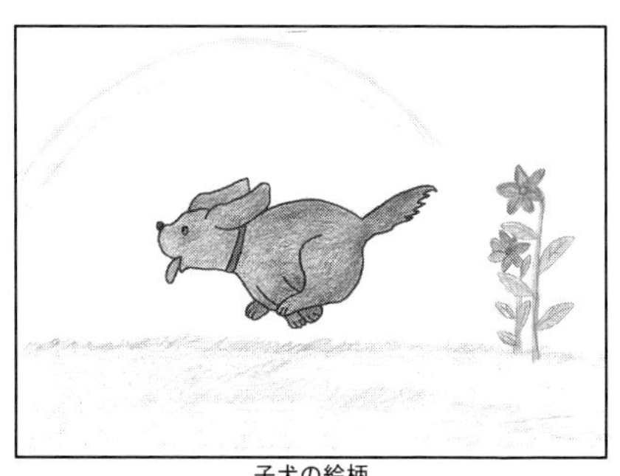
子犬の絵柄

図 7.2　健常者の例

解される．健常者の実際のぬり絵を図 7.2 に示した．図 7.2 における子犬の絵柄では，「濃淡」や「混色」の表現を用いて子犬を塗り，さらに背景に草むら，植物，虹を描くことで子犬が草むらを走っている状況を表現したように読みとることができる．さらに，無意味図形（幾何図形）を有意味なものに見立てて彩色および描画を行うぬり絵も出現する．本検査は慢性期患者に適応することを目的としたシンプルな課題であるため，健常者にとっては刺激が少なく退屈で，「色を塗る」という課題の要請を超えてそれ以上のことをしてしまうことが比較的多く認められる（もっとも，健常者であっても幾何図形を有意味なものに見立てることはまれであるが）．

このように，幾何図形にしても子犬の絵柄にしても健常者の中には課題の要請以上のことをしてしまう者もいるが，慢性期患者とは異なり刺激図の特徴を活かした構成をし，刺激図全体を配慮しながら部分要素に色をつけることができるために全体のまとまりが良いことが示されており，完成できずに課題の要請に応えられないことや全体構成に失敗する特徴を示す慢性期患者とは対照的のように思える．そして以上の量的検討，質的検討によってこうした両群の異なりは，特に子犬の絵柄において顕著であることが明らかにされた．

7.4 「子犬の絵柄」の視知覚認知

部分的特徴の検討では両群における塗り方の差が量的に表れ，特に子犬の絵柄の刺激図で患者の傾向の一つとして健常者よりも犬らしい塗り方ができないことをみてきたが，そもそも子犬の絵柄の刺激図を正しく視知覚認知できている患者はどのぐらいいるのであろうか．そのことを調べるために，前節で考察した対象者と同じ対象者に子犬の絵柄が何に見えるか尋ねたところ，患者 40 名のうち正しく呼称したのは 32 名（80%），不適切な呼称をしたのは 8 名（20%）であり，これに対し健常者は 45 名全員（100%）が正しく呼称した．つまり，患者の中には対象（子犬の絵柄）の認識を誤ったままに色を塗っている者がいるということである．その内訳をみてみると，「ウサギ」と呼称した者が 6 名，「この世にいない動物」，「クマ……．わかりません」と呼称した者がそれぞれ 1 名いた．すなわち，患者も全員が対象を動物と認識することには成功しているものの，その動物を特定することに失敗する者が全体の中で20％いるということである．動物の特定に失敗した患者らは「耳が長い」「尻尾がギザギザしている動物はいない」と言い，子犬の絵柄を「ウサギ」や「この世にいない動物」と結論づけた．「犬」と認識できた患者の中にも耳やしっぽの形態に違和感をもつ者が少なからず存在し，そうした者は全体の形態を優先して消極的に「犬」と決定した．このように彼らは刺激図の耳やしっぽに注目しやすいらしく，どうやら部分要素（耳やしっぽ）に注意を向け過ぎて全体（子犬）の視知覚認知に失敗することが起こっているらしいのである．そう理解すると，部分優位の特徴は刺激図の視知覚認知の段階から生じ，それが部分的特徴の検討において知られた「奇異な区切り」と評定される塗り方につながるように思われる．

7.5 全体的特徴

以上の部分的特徴の出現数の比較からも患者のぬり絵に表現される特徴を知ることができ，ぬり絵の細かな部分について評価することは有用な評価方法であることが理解される．ところで，描画研究では描画の部分的評価ばかりでなく，全体的な印象評価を行うこともアセスメントにおいては大切であることが知られている[19),20)]．全体的な印象評価とは，ぬり絵や描画を見て直感的に抱く印象のことであるが，従来の描画研究[21),22)]では複数の評定者による全体的印象評価の評定者間一致度は高く，描画を安定的に評価できることが報告されている．こうしたことから，ぬり絵を一目見て感じる印象を評価することからもまた患者の状態把握のための手がかりとなる情報が得られると考えられた．そのため，二枚ぬり絵法の全体的な印象評価を行い，健常者との比較によって慢性期統合失調症患者のぬり絵の全体的特徴を調べることにした．

ぬり絵の全体的な印象評価のために使用した評定尺度は，描画課題の全体的印象の評定に用いられる尺度[23),24)]を一部改訂したものである．慢性期統合失調症患者 37 名，健常者 40 名それぞれの 2 枚のぬり絵について，この評価尺度で評価した得点を因子分析（最尤法，promax 回転）によって解析したところ，2 因子構造になる結果が得られた[25)]．各因子に含まれる項目は，第 1 因子が「奇妙な」,「歪曲した」,「写実的」(逆転項目),「バラバラ」,「陰影的」(逆転項目), 第2因子が「運動的」,「静止的」(逆転項目) であった. そこで, いずれの因子も正の特徴を示すものとして第1因子は「不整合性」, 第2因子は「運動性」と命名した.

ぬり絵の全体的特徴を表す指標 (不整合性, 運動性) に即して患者のぬり絵の質的特徴をみてみると, 不整合性の指標は, 部分的特徴の検討において患者に特徴的であることが知られた「奇異な区切り」の評定に該当するもの, すなわち部分要素を全体の中に位置づけることに失敗し, 部分要素の羅列化が起こるものに高い得点が与えられる. そして, 図7.1の子犬の絵柄のように刺激図の形態を無視して色をつけ, 現実の犬とは異なる色遣いをした奇妙な印象を与えるものもまた不整合性の得点が高いこととなる.

一方, 運動性の指標については, 運動性が高いと聞くと一般的に望ましい状態にあるといった印象を与えやすく, 特に心的エネルギーの乏しい慢性期患者にとってはその印象がより高まるように思われるが, 本課題における運動性の指標は, 部分的特徴の検討において健常者よりも患者に多いことが知られた「はみ出し」の評定に該当するものが含まれ, コントロールの悪い印象を与えるものに高い得点が与えられる. 一方, 運動性の得点が低いぬり絵には, 図7.1のように刺激図の内部に収まるように色がつけられ, 静止的な印象を与えるものや空白を残すものも含まれる.

では, こうした不整合性, 運動性の指標は慢性期統合失調症患者37名と健常者40名の間においてどのように異なるのだろうか. 図7.3, 図7.4をみてみよう. 両図は両群の間の不整合性の得点, 運動性の得点の差について調べたものである. 各指標の得点を2群 (慢性期統合失調症患者・健常者)×2刺激図 (幾何図形・子犬の絵柄) の分散分析によって解析したところ, 健常者は不整合性の得点が幾何図形と子犬の絵柄との間で差はない一方, 患者は幾何図形よりも子犬の絵柄で不整合性の得点が高まることが示された. すなわち, 患者は健常者よりも不整合性の印象の高い塗り方をし, それは幾何図形よりも子犬の絵柄でより高まってしまっていた. この結果は, ここまでにみてきた部分的特徴と質的特徴の検討で見出された両群の特徴を端的に表しているものと思われ, 健常者は子犬の絵柄を正しく視知覚認知でき, 子犬らしい彩色表現ができ

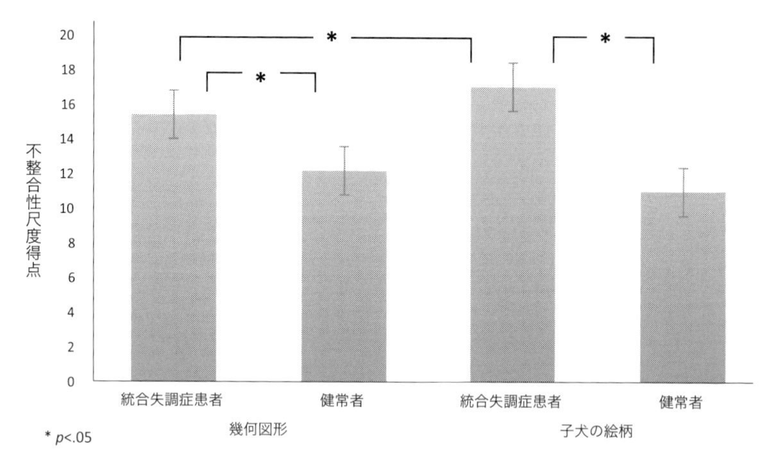

図 7.3 不整合性の指標の分散分析の結果（文献[25]を改変）

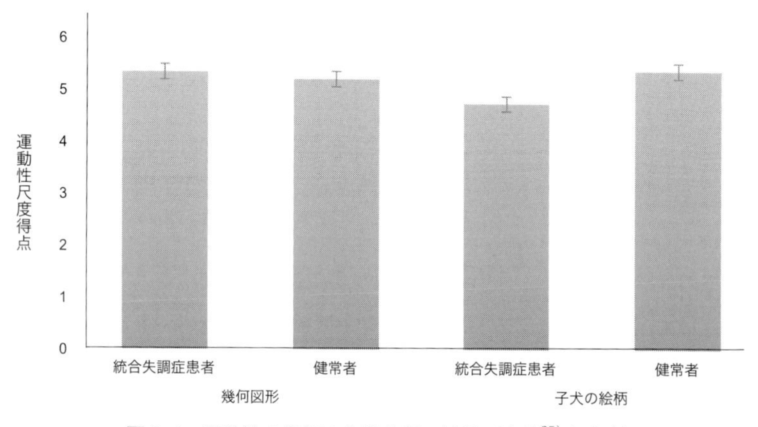

図 7.4 運動性の指標の分散分析の結果（文献[25]を改変）

るために不整合性の指標に図形間の差が出ない一方，患者は子犬の絵柄を適切に視知覚認知できない者もあり，彩色においては刺激図の性質の違いにかかわらず，ただ単に部分をつなげる羅列的表現をする傾向にあるため，全体を考慮しながら部分要素に色を塗ることが求められる子犬の絵柄において不整合性の印象を高めてしまっていたのである．このことは，全体的な印象でぬり絵を捉えることにより，慢性期患者のぬり絵の特徴を明晰に抽出でき，シンプルに理解する方法として有益であることを示しているように思える．

運動性の指標については患者と健常者の間に得点の差はなく，刺激図の間でも差はないことが示されたため，この指標は患者と健常者の間に差異が生じない指標であるとみることができる．

7.6 全体的特徴と慢性期統合失調症患者の状態との関連

ここまでの検討で知られたことは，慢性期の統合失調症患者のぬり絵は健常者のそれと比較すると大きく整合性に欠けるもので，両群の全体的特徴の比較は，本課題が診断的な利用のための手がかりを提供することを示すものであった．さらにぬり絵の特徴から患者の状態把握の一助となる情報が得られると，本課題の臨床的有用性はより高まるだろう．その方法としては2通りの検討方法がある．すなわち，一つはぬり絵の2指標から患者の精神症状の重症度を予測するもの，もう一方は患者において精神症状が重症な群とそうではない群との間で2つの指標（不整合性，運動性）に差があるか否かを調べるものである．前者の検討によって本課題が慢性期患者の状態の重症度を把握する方法としての利用可能性を高め，後者の検討によって慢性期患者における重症度の高い者と低い者とを鑑別するための診断的利用の可能性を高める．

そこで，慢性期統合失調症患者37名の精神症状について評価尺度を用いて評価し，不整合性と運動性の指標との関連を検討した[25]．精神症状の評価に使用した尺度は，比較的簡便であるために臨床現場で使用されているオックスフォード大学版簡易精神症状評価尺度（brief psychiatric rating scale：BPRS）[26]である．この評価尺度は18の症状項目から構成され，各項目は「0：症状なし」から「6：非常に高度」までの7段階で評価されるが，これら18項目の評価得点を単純加算したものを「全体的精神症状得点」とし，さらに北村俊則らの研究報告[27]に従って6項目を「陽性症状得点」，2項目を「陰性症状得点」として使用した．

まず，ぬり絵の不整合性の得点および運動性の得点から精神症状の評価得点を予測できるか否か重回帰分析（一括投入法）によって解析した結果が図7.5である．図7.5から明らかなように，子犬の絵柄における不整合性の指標は，全体的精神症状および陽性症状の得点を予測し，運動性の指標は陰性症状の得

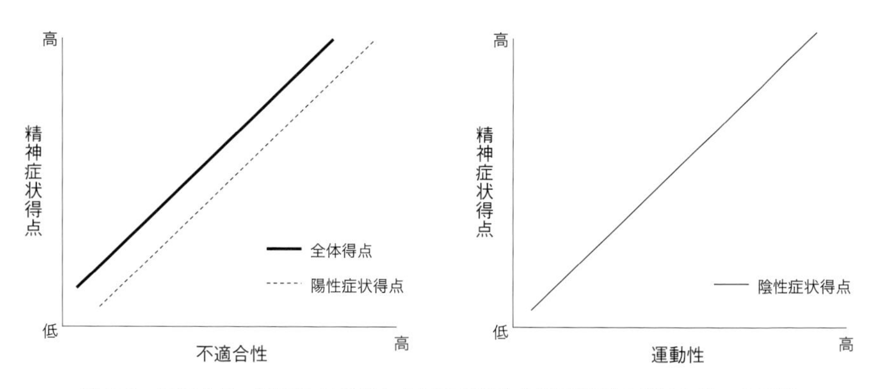

図 7.5　不整合性，運動性の指標から慢性期統合失調症患者の精神症状への予測

点を予測する結果を得た[25]．つまり，不整合性の指標から慢性期患者の全体的精神症状と陽性症状の重症度を把握することができ，運動性の指標から陰性症状の重症度を把握することができるということである．このことは，部分要素を全体に位置づけて構成することが求められる刺激図（子犬の絵柄）に患者の精神症状の重症度を理解する手がかりが表れ，その手がかりとして不整合性と運動性の指標は有用であることを示唆する．

次に，オックスフォード大学版 BPRS で評価した精神症状得点（全体的精神症状得点，陽性症状得点，陰性症状得点）の中央値を基準に患者 37 名を高群と低群に分類し，高低群の間で不整合性の得点および運動性の得点に差があるか否かについて検討を行った[25]．t 検定による解析の結果，子犬の絵柄における不整合性の得点の高群は低群よりも全体的精神症状得点，陽性症状得点，陰性症状得点が高く，運動性の得点の高群は低群よりも陰性症状得点が高いことが示された．この結果は，子犬の絵柄において不整合性の印象が高い彩色をする者は全体的な精神症状，陽性症状，陰性症状が重く，運動性の印象が高い彩色をする者は陰性症状が重いということであり，ぬり絵の 2 指標から慢性状態にある統合失調症患者における状態が悪い者とそうでない者との鑑別の手がかりが得られることを意味している．

そして，幾何図形ではいずれの精神症状得点においても 2 指標の高群と低群の間で差が示されなかったため，羅列的方略を示しやすい患者にとって負担が少ない刺激図であるという仮定を支持していると思われた．

ところで，7.5 節で運動性の指標は慢性期患者と健常者との間に差は示されない指標であることを説明したが，それにもかかわらず子犬の絵柄における運動性は陰性症状の重症度を予測する指標であり，さらに陰性症状の重症度を鑑別するための手がかりになる指標であることが明らかにされた．このことは刺激図の動的要素（走っている様子）の影響が考えられ，走っている状態に対する易刺激性によって，運動性の印象を高めるコントロールの悪い塗り方を誘発してしまった結果，受動性を伴う陰性症状の予測につながったものとみることができる．

7.7　慢性期統合失調症患者と認知症患者のぬり絵

本章のここまでの検討は，慢性期統合失調症患者の状態把握の手がかりを得るために，二枚ぬり絵法にみられる特徴を健常者との比較によって明らかにするものであった．その結果，慢性期統合失調症患者のぬり絵は健常者との間において整合性に欠けることで特徴づけられた．特に状態が悪い者においてはその傾向が顕著で，加えて運動性の高い印象を与えるものであることが知られた．

さて，7.1 節で神経心理検査において慢性期患者は認知症患者と同等あるいはそれ以下の認知機能の程度を示す者もいることを述べたが，ぬり絵ではどうだろうか．認知症患者を対象にぬり絵を使用した従来の研究[28),29)]では，空白を残すことや刺激図にそぐわない色の使用といった質的特徴が報告されている．この質的特徴は，本章でみてきた重症度の高い慢性期患者のぬり絵の特徴と類似するように思える．つまり，認知症患者のぬり絵に関する先行研究を調べることによって神経心理検査の結果と同様に類似性があることがわかり，そしてここから，精神症状が重い慢性期統合失調症患者はぬり絵の表現においても認知症患者の水準に崩れてしまっている仮説が浮かび上がるのである．しかし両群のぬり絵の特徴の差異については必ずしも明らかではないため，直接比較してみる必要がある．そこで，オックスフォード大学版 BPRS の評価による精神症状得点によって分類された慢性期統合失調症患者 37 名における高群，低群と認知症患者 24 名のぬり絵の不整合性，運動性の指標の得点を 3 群（高群・低群・認知症患者)×2 刺激図（幾何図形・子犬の絵柄）の分散分析によって解析したところ，不整合性の指標は慢性期統合失調症患者の高群と低群の間に得点の差が示され，運動性の指標は慢性期患者の高群においてのみ幾何図形よりも子犬の絵柄において得点が高くなってしまう結果を得た[30]．つまり，慢性期統合失調症患者と認知症患者との間における不整合性の印象の違いはみられず，子犬の絵柄のもつ動的要素に易刺激的に反応して運動性の印象を高める彩色をするのは状態の悪い慢性期患者に独特な特徴であることが認められたのである．ここではぬり絵の全体的特徴のみを比較した検討であるために充分なものとはいえず，サンプル数や対象者の背景要因などを考慮することが望ましいものの，少なくともこの結果は先の仮説を支持しうるもので，今後の検討につながるものではあるだろう．

7.8　おわりに

近年，統合失調症の治療は入院から外来へ，病院から地域へと重心が移りつつあり，それに伴いリカバリーを目指したさまざまな取り組みがなされているが，そうした中であっても状態の改善がないままに入院治療を継続しながら慢性化の経過をたどる者が一定数存在するのが現状である．本章では，そうした状態の悪い患者であっても取り組みやすい簡便な課題から状態把握の手がかりを得るための方法を紹介した．心理学的方法によって得られた不整合性，運動性の指標はぬり絵を見て一目で把握しやすいものであり，これらは慢性期患者の状態を理解するための一助になる指標とみなすことができる．ただし本章の検討に留まらず，経過の中でぬり絵の特徴変化と患者の状態変化がどのように対応するのかについての検討（縦断的検討）が行われる必要があり，引き続き進めていかなければいけない．そして慢性期患者の状態理解を深めるためには，本課題から得られた情報と医学的情報ならびに患者との関わりから得られた情報との照合による多面的な検討が必要である．

〔**五十嵐　愛・横田正夫**〕

▶文献

1）加藤伸司・下垣　光・小野寺敦志 ほか（1991）．改訂長谷川式簡易知能評価スケール（HDS-R）の作成　老年精神医学，**2**，1339–1347.

2）Davidson, M., Harvey, P. D., Powchik, P., *et al* (2005). Severity of symptoms in chronically institutionalized geriatric schizophrenic patients. *American Journal of Psychiatry*, **152**, 197–207.

3）Harvey, P. D., Parrella, M., White, L., *et al.* (1999). Convergence of cognitive and adaptive decline in late-life schizophrenia. *Schizophrenia Research*, **35**, 77–84.

4）Heaton, R., Paulsen, J. S., McAdams, L. A., *et al.* (1994). Neuropsychological deficits in schizophrenics：Relationship to age, chronicity, and dementia. *Archives of General Psychiatry*, **51**, 469–476.

5）片桐秀晃・岡田　剛・澤　雅世 ほか（2007）．長期入院中の統合失調症患者における改訂長谷川式簡易知能評価スケールの経時的変化　精神科治療学，**22**，723–727.

6）Harvey, P. D. & Sharma, T. (2002). *Understanding and treating cognition in schizophrenia*：*A clinican's handbook*. Martin Dunitz.（ハーヴェイ, P.D.，シャルマ, T.，丹羽真一・福田正人（監訳）（2004）．統合失調症の認知機能ハンドブック―生活機能の改善のために―　南江堂）

7）中井久夫（1976）．分裂病の慢性化問題と慢性分裂病状態からの離脱可能性　笠原　嘉（編）（1976）．分裂病の精神病理 5　東京大学出版　pp.36–66.

8）高木一郎・一宮祐子・加藤　健 ほか（1995）．分裂病の転帰―定型分裂病 129 例の 30 年以上経過観察［III］平均 38 年転帰を中心として―　精神神経学雑誌，**97**，89–105.

9）中井久夫（1970）．精神分裂病者の精神療法における描画の使用―とくに技法の開発によって作られた知見について―　芸術療法，**2**，77–90.

10）昆田雅子・塩原直美・中嶋久子 ほか（1999）．重度欠陥状態にある精神分裂病患者に対する作業療法による可変性について―ぬり絵を媒介とした相互交流―　精神療法，**25**，57–65.

11）眞柄正隆・村田大輔・来栖慶一（2007）．慢性の幻覚妄想状態にある患者に対するぬり絵の試み　作業療法，**26**，583–588.

12）田中知加子（2005）．慢性統合失調症における描画療法の治療的効果―「タネ」から「人間」への自画像の変化と回復過程―　臨床描画研究，**20**，123–134.

13）日本作業療法士協会（2015）．作業療法白書 2015.［http://www.jaot.or.jp/wpcontent/uploads/2010/08/OTwhitepepar2015.pdf］（10 月 24 日，2019）

14）五十嵐愛・横田正夫（2016）．統合失調症患者におけるぬり絵の特異な特徴　日本大学心理学研究，**37**，20–27.

15）岩満優美・堀江昌美・林　美和 ほか（2004）．統合失調症患者が作成した「ぬり絵」の全体的印象―健常者との比較から―　精神医学，**46**，373–379.

16）田中　真・小山内隆夫・加藤拓彦 ほか（2012）．統合失調症患者のぬり絵課題における色の塗り方の特徴　作業療法，**31**，363–374.

17）三上直子（1979）．統合型 HTP 法における分裂病者の描画分析――一般成人との統計的比

較―　臨床精神医学, **8**, 79-90.
18）須賀良一（1985）. 慢性分裂病における統合力の検討―分裂病者の描画の数量化3類による分析―　臨床精神医学, **14**, 801-809.
19）Bolander, K.（1977）. *Assessing personality through Tree Drawing.*（ボーランダー, K., 高橋依子（訳）（1999）. 樹木画によるパーソナリティの理解　ナカニシヤ出版）
20）高橋雅春・高橋依子（2010）. 樹木画テスト 北大路書房
21）森田裕司（1989）. 統合型HTP法における分裂病者の描画特徴―全体的評価による因子分析―　心理臨床学研究, **6**, 29-39.
22）横田正夫（1993）. 草むらテストにおける精神分裂病患者の全体的描画特徴　精神医学, **35**, 27-33.
23）横田正夫・伊藤菜穂子・清水　修（1999a）. 精神分裂病患者の彩色樹木画の検討（第1報）　精神医学, **41**, 405-410.
24）横田正夫・伊藤菜穂子・清水　修（1999b）. 精神分裂病患者の彩色樹木画の検討（第2報）　精神医学, **41**, 469-476.
25）五十嵐愛・横田正夫（印刷中）. 慢性統合失調症患者におけるぬり絵の臨床的利用法について　臨床描画研究.
26）北村俊則・町澤静夫・丸山　晋 ほか（1985）. オックスフォード大学版Brief Psychiatric Rating Scale（BPRS）の再試験信頼度―国立精神衛生研究所主催多施設共同研究の予備調査―　精神衛生研究, **32**, 1-15.
27）北村俊則・Kahn, A.・Kumar, R.（1983）. 3種類の評価尺度からみた慢性精神分裂病の症状について―英国における研究―　精神医学, **25**, 1207-1212.
28）上島　健・安藤啓司（2004）. 介護老人保健施設入所者における継続的な「ぬり絵」活動と作品の変化　作業療法, **23**, 530-538.
29）中村伸子・栗原トヨ子（2007）. ぬりえを認知症スクリーニング評価に応用する可能性に関する探索的研究―介護老人保健施設女性入所者の作品分析から―　作業療法, **26**, 22-31.
30）五十嵐愛・横田正夫（2019）. 慢性統合失調症者の精神症状の程度による二枚ぬり絵法の特徴について　日本描画テスト・描画療法学会第29回大会大会プログラム・抄録集, p.53.

8

長期経過からみた統合失調症

8.1 はじめに

統合失調症の治療初期からの状態変化を彩色描画で捉えることはできないだろうか．そして，その表現の変化から症状変化や状態悪化の契機，改善や安定の指標を捉えることはできないだろうか．こうした問いに答えるために，これまで主に統合失調症と診断された患者の入院治療の初期から，定期的に 2 枚の彩色描画を行い，経過との対応の検討を行ってきた．

経過の追跡が長期（10 年以上）に行われた患者の彩色描画の変化の流れをみていくと，描画が現実では得られない自己の解放の場となって遊び心が表現されたり[1]，独自の発想を表現に活かし心身の回復と変化に対応して自己を表現したり[2]，家族内の役割変化とともに人物像が変化し，やがて個人の感情体験が描き込まれたり[3]，挑戦と敗北を重ねて環境との付き合い方を身に着けていく過程が描画変化に表されたり[4] するものがあった．そして，さらに追跡を重ねたとき，遊び心の表現が悪化の危険性をはらんだものであったことや，何を描いているかわからないほどに崩壊した表現が再び回復しうることも経験した[5]．

こうした経験から，長期に行われた彩色描画の変化には精神症状や身体症状の訴えやそれらの改善などの状態変化が認められただけでなく，その描画には個人の体験や興味などが織り交ぜられ，彼らのもつ回復力がそこに認められた．一方で，描画の変化には個人のライフサイクル上の節目の反映があり，個人の心理的な成長や，それまでのとらわれからの解放，その人なりの環境への適応過程もみてとることができた．

上記の例はいずれも 10 代後半から 30 代前半の発症で，その初回入院からの経過を追跡したものである．これらの中には再入院した者もいるが，それらでは長期化せず退院後長期に外来通院を継続している．適応は家庭内での安定から社会へと広がり退院後の経過中にパートの仕事に就いた者，結婚した者もいる．本章では初回入院時点で既に定職に就き，かつ結婚しており，退院後に復職した男性Aの経過について検討してみたい．

8.2　2枚の彩色描画と実施時期

本章冒頭で触れたとおり，用いた彩色描画は2枚である．1枚は彩色樹木画，もう1枚は「草むらに落とした500円玉を探している自分の姿」を描くことを求める草むらテスト[6]である．彩色樹木画，草むらテストの順に2枚続けて行い，それぞれ描画後にクレヨンでの彩色を求めた．横田正夫らの手法[6]の変法となるが，経過追跡では，描画後に描画内容についての説明（以下，言語表現）を求めた．描画は，状態の変化を知るために入院後検査可能となった時期に行ったものを1回目とし，そこから定期的に行われ，1回目からおよそ1か月後と4か月後，1回目から約2年後と5年後に2回目～5回目を実施し，それ以降可能な限り1年ごとに，多少のずれはあるがほぼ同時期に実施して経過をみている．Aの描画は，入院の約1か月後に1回目が実施された．入院した年をX年とし，X+19年の4月に実施された17回目までの34枚を振り返りに用いる．症状や状態の変化，生活上のできごとは診療録から振り返っている．

なお，本症例の症例報告については病院の倫理委員会から承認を受けている．

8.3　Aの入院前の経過について

Aは大学を卒業し，24歳のときに研究員として就職した．就職後，時期や通院頻度は不詳だがP精神科クリニックに神経症として通院歴がある．服薬は中断されることがあったという．30歳のときに結婚し実家近くに家を建てた．夫婦共働きで，実家との行き来は頻繁であった．32歳のときに第一子が誕生した．誕生した子に関わることは少なく，1人でパチンコや散歩に出かけることが多かったが，週休のうち1日は親子3人で買い物には出かけた．子の誕生した年の冬頃より，職場の人事に関するストレスをきっかけに，人に噂されている感じや被注察感が現れ，睡眠は徐々に不良となった．そしてX年2月に入り，不眠となり，落ち着かず歩き回ることも目立ち，発言は支離滅裂となってきて会話が成り立たなくなった．入院前日には裸足のまま家の外を歩いたり，大声を上げたり，走っている車から降りようとするなど行動もまとまらなくなった．裸足でびしょ濡れになって道に立っているところを警察に保護され，その翌日にQ病院を受診し入院した．

8.4 症状の経過と生活

以後の経過は長いため，彩色樹木画の表現の変化から経過を第1期～第3期に分けてみてみたい．

第1期はX年2月（33歳）～X+7年5月（40歳），この間の描画は1回目～7回目である．第2期はX+7年6月（40歳）～X+12年4月（45歳），描画は8回目～12回目である．第3期はX+12年5月（45歳）～X+19年12月（52歳），描画は13回目～17回目である．

a. 第1期：X年2月～X+7年5月

X年2月（33歳）に入院したAは，入院4日後には退院を望み，仕事に行きたいと述べた．3月初めには退院への焦りを認めたがやがて落ち着き，外泊が計画された．描画の1回目はこの頃に行われた．4月に閉鎖病棟から開放病棟に転棟し，2回目の描画が行われた．外泊を繰り返し，家族から元通りとの評価を得て5月中旬に退院した．その3日後には半日の勤務に復帰し5月末には通常勤務に戻った．7月に3回目の描画が行われた．周りの同僚が気遣い仕事が回ってこないことを気にしていたが，秋には仕事が与えられた．退院後より睡眠の不良は断続し，年末まで頭の回転が良くないとの訴えが聞かれた．年末には，人事異動の心配をしていた．

X+1年（34歳），春に人事異動はなく，仕事の量は増すが何とかこなしていた．5月の連休，8月の夏休みには家族で旅行に出かけ，夏休みの旅行はこれ以降，長子が中学2年（X＋13年）になるまでほぼ毎年行われた．夏頃からときどき睡眠の不良，過敏さやいらいらが訴えられた．

X＋2年（35歳）になると，人前で研究発表をする前の日などは睡眠剤を飲んだほうがよいといったことが主治医に伝えられた．6月に4回目の描画が行われた．夏頃から，週末には親子で買い物に出かけた．夏以降に，「仕事に慣れてきた，仕事が大分できるようになった」と述べ，職場の仕事の打ち上げにも参加するようになった．秋以降，パチンコに行くこともあった．第2子を望む発言も聞かれた．

X＋3年（36歳）の年初に研究予算をとりたいと意気込んだ．仕事は忙しかったが，睡眠剤を使ってぐっすり眠れると具合がいいと述べた．それでも春の予算や人事異動の発表前には睡眠が乱れ，結果がわかると改善した．その後も会議や仕事のことを考えると眠れなくなることがあった．秋の人事などが検討される頃から，眠れば大丈夫な程度だが何となくあれこれ気になり，不安な感じを抱いた．人事異動のことがあると神経を使うと述べた．不安な感じは年末まで続いた．

X＋4年（37歳）には，仕事が少なくなると不満な様子をみせ，同期職員が先に昇進すると一時投げやりな様子がみられた．しかし春に研究予算がつくとプレッシャーを感じ，研究が始まると予算がついているからと気負った．夏に組織の体制が変わり環境が変化すると，夏休みが待ち望まれた．秋には，年末に控えた発表に「ストレスを強く感じる」ようになり，気が滅入り睡眠が乱れた．そこに複数の仕事が重なって焦燥感があらわれた．そして仕事が溜まり追い詰められて不眠となり，12月に自殺企図した．家族が見守るということから入院せず，数日休んだ後，仕事に行きたいと望んで短時間勤務した．

X＋5年（38歳）の年明けから通常勤務に戻り，昨年は自分自身にプレッシャーをかけたと振り返った．春に複数の人が人事異動となり，上司からは昨年以上の成果を求められることとなった．また仕事は多忙となり仕事量も増えたが，疲れが出たときや調子を崩したときは半日の休みをとるようになった．この頃に5回目の描画を行った．秋には睡眠が乱れ，あれこれ心配になり，仕事に区切りがつくと改善した．また秋には長子の運動会に行き，これ以降，子の行事に行くようになった．年末，帰宅後に不安感が現れたが，早春に第2子の出産予定だからだろうと自ら分析し，入院前もそうだったと振り返った．

X+6 年（39 歳）の正月休みは家族で温泉に行った．第 2 子が生まれた．仕事は，年初から 3 か月は多忙となった．春も，予算がつき，人員が減って仕事量が増した．この頃 6 回目の描画を行った．さらに行事の運営を任されて，切迫感を覚え，人が気になるようになった．夏前には実家でトラブルがあり，そのことでしばらく私生活は落ち着かず疲労して，待ち望んでいた夏休みは休養にあてた．秋以降にも組織変化の心配と仕事量の増加が重なり，睡眠が乱れ，体調を崩した．年末，次年度は研究の補助につき，自分にない技術を学ぼうと考えた．補助には発表もなかった．年明けの発表は短時間だからよいと述べた．この頃から，主治医は着衣の乱れに気づくようになった．なお，この年には，友人にゴルフに誘われ，以降休日にゴルフをするようになっていった．

X+7 年（40 歳）の年初から多忙であったが，根を詰めると不調になる，休日に休めば大丈夫と述べた．春にそれまでと異なる分野の部署に人事異動となり，新しいことの勉強から始めることになった．調子を崩さなければよいと心配していたが，実際は「思ったよりは大丈夫」であり「強くなった」と自らを評価した．1 か月後には通勤にも仕事にも慣れたと述べた．この頃，7 回目の描画が行われた．

第 1 期のまとめ　短期で退院するが，X 年は頭の回転が悪いなど症状を残していた．仕事に手ごたえを得，入院前のように親子で出かけたことやパチンコに行ったのは X+2 年になってからであり，この間緩やかな改善があった．この回復の期間を経て，X+2 年からは睡眠不良などの不調の原因を自覚するとともに，睡眠の安定が調子の維持につながることに気づき，意識して服薬するようになった．それとほぼ同期して仕事に対する意欲を取り戻していた．X+4 年になると，仕事へのプライドと意欲の高さを示す一方，プレッシャーに押し潰された．この後，不調に気づくと休みをとって対処するようになった．A は 8.3 節の入院前までの流れにみられるように，秋から冬の人事の検討や予算の申請が行われる時期と，その結果が明らかとなる春先に不安定になりやすかった．そこに仕事などの負担が重なると，休みをとるという対処法でも対処しきれず，睡眠が乱れ，精神的な不調を起こした．また成果を求められる研究やその発表は負荷となり不調のきっかけとなった．こうした状況に対処できるようになったのはX+6年に研究の補助になると考えた頃からであった．休日を休息にあてることで根を詰める状況も乗り切れるようになった．

第1期は精神症状から回復し，不調の原因を自覚し対処するようになり，Aなりの自身や環境への適応の仕方を獲得した時期であった．その一方では，関わりの乏しかった自分の子に関わることが増し，後々まで続く個人的な楽しみを得た時期でもあった．さらに，妻の妊娠に伴う家庭内の変化が不安定の一因であったと自覚した時期でもあった．

b.　第2期：X+7年6月～X+12年4月

X+7年6月，異動先の部署で研修の担当になった．しばらくは仕事を覚える期間にあてられ，仕事が始まった秋頃に少し過敏になった．冬にかけて忙しくなったが，前の部署よりは楽と述べた．冬には休日に実母の趣味の会に同行したり長子とスポーツをしたり，ゴルフに行った．

X+8年（41歳）の年明けに実父が亡くなって精神的なゆとりをなくした．体調を崩し，睡眠は乱れ，薬物調整し仕事を続けた．5月の連休には長子とテーマパークに行った．連休明けからは，社内組織の役員となったために忙しさが増し，残業もし，ミスが増えた．この頃，8回目の描画を行った．ミスについては気持ちを切り替え，夏休みを分割してとること，研究を引き受けないことを考えたが，気持ちは思い詰めたものとなっていた．夏休みにリフレッシュできた後，ミスは減り，思い詰めたところはなくなった．秋からは役員の仕事の負担がさらに増して参ってしまい，睡眠が乱れた．人員が減って仕事の負担も増した．しかし休日に気分転換をはかり，休みをとって乗り切り，年末はゴルフに行った．

X+9年（42歳）の年明けに人員が減り仕事の負担が増すと，仕事に対する圧迫感が現れ，春に組織編成が変わり別の仕事も覚えて行わなくてはならなくなると，睡眠の不良が続いた．残業を要するようになると，やるべきことができないと思い詰めて，連休を待ち望んだ．連休には子どもと遊びに出かけた．なお，この頃，次子の障害が明らかとなった．連休明けに仕事は減り，やるべきことも絞られ，落ち着いた．この頃9回目の描画を行った．休日には町内の仕事や長子とのスポーツ，ゴルフをした．夏に新しい上司がきてやる気を示したが，しばらくすると疲労し，「頭の中が忙しい」と訴えた．主治医の薬物調整のすすめを拒んだ翌週，受診に同行した実母から怠薬していたこと，1週間仕事を休ませたことが伝えられた．薬物調整がなされて仕事に復帰したが，不安は続き妄想的な発言が聞かれており，これらは秋になって改善した．年末の休みには家族で温泉やテーマパークに出かけた．

X+10年（43歳）の年明けの研究発表は他者が担うことになり安心していたが，仕事の多忙さや残業が負荷となって春頃まで睡眠の不良や神経過敏，不安があった．この頃10回目の描画が行われた．春からは上司が変わったことで仕事がきつく疲労したが，合間で休みをとり，8月の夏休みを待ち望みのりきった．夏以降も仕事は多忙で休みがとりにくく，睡眠は乱れたが，年末の仕事まで行いきった．この夏から1年間，長子の習い事の関係で休日の休養がとりにくくなった．

X+11年（44歳）は，研究発表を控えて年初から多忙であった．休日出勤することもあり，睡眠の不良が続く中，生活リズムを乱して不眠となった．この頃11回目の描画を行った．春から秋頃まで休日は子どもたちのことで忙しくなり，ゴルフに行きたいと漏らし，体調を崩すこともあった．仕事は多忙であったが夏休みはとった．秋になると，2か月間に複数の研修を行うことが負担となって，睡眠が乱れ，意欲が低下した．合間に休みをとり，講義時間を短縮するとか，なくしてもらうなどして取り組む一方で，無理ならば休務することが検討された．研修を終えると連休をとった．

X+12年（45歳）は2月の研究発表前から緊張し，睡眠が乱れた．できればやらずに過ごしたいと漏らしたが，のりきった．春には睡眠が浅くなり，異動も昇格もしないことがわかると安堵した．この頃，12回目の描画を行った．

第2期のまとめ　部署も仕事内容も変わり，部署内の人事異動や組織構造変化が度々あり，初めて社内組織の役員を引き受けるなど，多くの変化に直面した．また，研修の担当となったことで秋頃から年度末までが特に忙しくなった．これらが心身の負担となって，不調が続き休みをとりながら何とか調子を維持し，長期休暇やゴルフでリフレッシュした．怠薬による増悪もあったが，薬物調整により入院に至ることなく回復できた．しかし，X+11年には休みをとっても立て直しきれず与えられた仕事を減らすことでしのぎ，その後に休むようになった．昇進も望まなくなっていた．他方，私生活では実父を失い，父親として子どもに今まで以上に関わり，休日も家族との時間をもつようになった．

第2期は職業生活，私生活ともに多忙で不調になることが多かったものの，比較的安定した充実の時期であった．その終盤になって自身の能力の限界に直面しはじめた．

c.　第3期：X＋12年5月〜X＋19年12月

X＋12年の5月からしばらくは忙しくなかったが，夏になると，休みがとりにくいという理由から週2回の窓口当番を外してもらい，休みをはさみながら年末まで続けると述べた．研修の担当を任されていることにプレッシャーを感じており，秋には人の言葉が気になった．調子が悪かったら休もうと考えた．その後の研究発表の準備は休みながら行い，無事発表をこなし翌年の研究準備にとりかかった．年末に業務中に失態し，上司に叱責された．

X＋13年（46歳）の2月に仕事に行くのが億劫で1日休んだ．発表直前まで準備が整わず，発表は時間を減らし何とかやり過ごし，その後2日休んだ．新年度になり新たに休暇が付与されると，これで1年続けると述べ，研究発表がないところに行けたらとこぼした．上司が替わり，研究はあまりやらなくてよいと言われ安心した．しかしこの頃から睡眠は乱れ，夏には仕事で大きなミスをして悩んだ．夏休みは2週間と長くとり調子は立て直したが，研修が始まってからのことを心配し，その後間もなく3週間休んだ．研究はできないからと異なる職種の部署へ異動希望を出すことを考えた．研修直前になって調子が悪いと訴え，心配，できないともらした．このとき，主治医の問いにはやっと応じる様子で，その後仕事を休むなどしたことから1週間休務することになった．復職した2週後，実母が受診に同伴し，復職後も心配事があると沈み込んでいたことが伝えられた．その翌月に産業医から休務をすすめられた．Aは出勤は続けたいと望んだが，休務することになった．約1か月後，復職を希望したが休務は延長された．この年，描画は行われていない．

X＋14年（47歳），年が明けてしばらくしてから1か月の試し勤務をすることになった．その終盤にトラブルを起こし，上司，産業医により復職は無理と判断された．再休務後は体力アップのための運動や散歩をし，次子の世話や家事を補うようになった．また，次子を遊びに連れて出かけることが増えた．睡眠は安定せず，春になっても言動にまとまりを欠き，休職となった．この頃，13 回目の描画を行った．先に異動を考えた部署の業務に関連する資格の勉強を始めた．秋になると，復職を申し込みに職場に出向いた．また勉強していた資格試験を受け，それが終わると現職に関わる勉強をしないと，と述べた．年末には翌春で無給になるといって復帰を希望した．この年は妻同伴の受診が何度かあった．

X+15 年（48 歳）の正月に家族で温泉に行った．正月の家族温泉旅行はX+17 年まで続いた．春前に復職に備えパソコンの練習を始め，次子の学校での活動を受けて自宅の畑に花を植えた．3 月に 14 回目の描画を行った．この頃，定年まで勤めて次子のために何かしてやろうと考えていた．また次子を連れての外来受診がみられるようになった．家では家事を補い，次子を遊びに連れて出ることやスポーツを一緒にした．産業医との面談では以前より改善が認められ，春に試し勤務をしたが，その終盤に不調やトラブルがあって復職は叶わず，もう辞めてしまおうかと漏らした．夏の産業医との面談では，ダウンしそうなどと述べて早期退職する考えを示した．退職後は声をかけてくれた友人の会社でアルバイトをしたいとも考えた．秋には，長子が大学を卒業するまで働きたいと言い，再び異動希望を出そうと考えることや，夫婦で働くと家の中がごちゃごちゃになってしまうから，自分の存在価値がないと思うけど家事とか農業をしようと考えることがあった．この頃，家庭菜園を始めた．車が壊れてお金が大変で気持ちが落ちこんだと受診したことがあった．年末に休職は延長されて，悩みが多く眠れないと訴えた．この年も妻同伴の受診が何度かあった．

X+16 年（49 歳）に入っても，仕事について，友人の意見に揺れ，迷い続けた．春になり，仕事を辞める覚悟をした．この頃 15 回目の描画が行われた．その後，農業の学校の受講を申し込み，アルバイトして農業をしようとの考えを示す一方で，経済的な不安を訴え，ゴルフの頻度は減らした．次子の送迎をしたり，次子をいろいろなところに連れて行った．夏から農業の学校に通いはじめ，学んだことを自宅の畑で実地するようになった．秋の産業医との面談で今年度いっぱいで退職することを決めると，「目標がなく不安」と訴えた．睡眠が乱れることがあったが，農業の学校の受講は修了した．そして新たなコースの受講を決め，翌年から本格的に農業をやろうと考えるようになった．

X＋17年（50歳）の年明けに退職届を提出した．4月に退職すると，農業の学校と次子のことを優先して週3日のアルバイトを始めた．夏頃，買い物途中に近くを通ったからと外来予定日以外に外来受診することがあり，以後このような思いつきの受診が起こるようになった．夏以降，作物がよくできない，農家は難しいといった言葉が聞かれ，将来への不安をもらした．アルバイトは続けて日数も増やすことにした．春には夫の仕事について心配した妻の来院があった．この年，描画は行われていない．

X＋18年（51歳）には，農作業とアルバイトを続けて，農業の学校に通う生活となった．年明けに原因はわからないが睡眠が不良になった．4月に16回目の描画を行った．このとき肉体労働にはまだ慣れていないとか，今のほうが精神的には楽との発言がきかれた．またこの頃，農業がうまくいかないことや，アルバイトの勤務日を調整し，月に1日ゴルフに行く日をつくったことが述べられた．夏には初めて野菜を出荷した．この年は夏に，調子が悪かったと述べることや睡眠が乱れたことがあった．

X＋19年（52歳）には，農作業でもアルバイトでも，自分でうまく行えないことやわからないところは他者を頼るようになっていた．4月に17回目の描画を行った．その後も，農作業とアルバイト，農業の学校に通う生活は続けられた．

第3期のまとめ　休みをとることが増え，それでも仕事がこなしきれず，異動を考えるようになっていた頃に休務に至った．仕事で大きな問題などを起こしており，明確な訴えはないが症状の再燃または増悪とも重なったようである．復職を望み続けたが果たせず，仕事と将来について考えるようになった．このことと同期して次子との関わりは増し，次子のために行動するようになった．休務後，不眠などの不調が訴えられることは減った．能力の低下を自覚し職へのこだわりから解放されたが，働いて家族を支えることとの間で葛藤がみられた．とはいうものの退職を決断し，家庭を支えることと次子の将来を考えて農業とアルバイトを始めた．

第3期はAのライフサイクルの転換期であった．自身の限界に直面し，葛藤の末に長年の仕事を辞め，仕事の重圧から解放された．そして家族を養うことから家族を支える側へ役割を変え，自身の生活の再構築がなされた．他方で，個人の楽しみは維持され，病院や主治医が単なる治療の場，治療者というよりは，Aの支えの場，支援者の一人として積極的に利用されるようになった．

8.5　2枚の彩色描画の変化

では次に，経過中の描画の変化を整理してみてみたい．はじめに描画の全体的な特徴を整理しておくと，Aの描画は，1回目から課題に対応した描画が可能であり，用紙全体が用いられている．草むらテストにおいては課題が求める状況の全体的な構成も1回目から保たれ，以降も維持されている．また，人物像は常に500円のある方向を向いていた．変化がみられたのは，彩色樹木画では樹冠と，幹枝の太さとその安定性，実の大きさであった．草むらテストでは，500円を探す人物像において，頭部と体の向き，足の向きによる動きの表現に変化がみられた．言語表現によると，500円は「間もなく見つかる」か「見つかった」，「探している」ところを想定していた．

図8.1は彩色樹木画，図8.2は草むらテストの代表的な例である．以下に示す姿①の代表的な身体表現は図8.2（a），姿②の代表的な身体表現は図8.2（e）である．

a.　第1期：X年2月～X+7年5月，描画1回目～7回目まで

樹木は2線の幹枝をもつが，地面は描かれない．1回目では，樹冠は樹木上部の幹と枝の一部に沿うようにあるだけで，枝や実はほとんどむき出しである．樹冠は7回目までに徐々に丸く大きく幹枝を覆うようになった（なお，7回目の描画は本書では割愛した）．それと同時に実は大きく，幹や枝は太くなった．最終的に，大きな楕円の樹冠に幹枝が覆われる形になった（図8.1（a）～（c）参照）．こうした樹木の変化は，若木が徐々に大きく成長していく過程を反映している．

人物像は，1回目の「両腕を前方に伸ばして500円の方向に前進している横

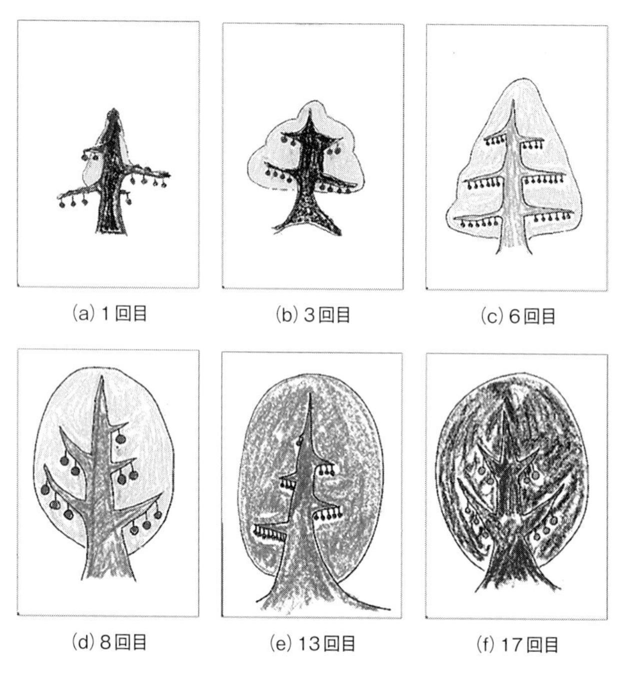
(a) 1回目　(b) 3回目　(c) 6回目
(d) 8回目　(e) 13回目　(f) 17回目

図 8.1　彩色樹木画（口絵 17）

向き」（図 8.2（a）：姿①）から，2回目の「大の字に両腕両足を開いた正面向き」（図 8.2（b））となり，足の向きに示される探す動きの表現が失われた．4回目に「頭部と両腕を開いた体は正面向き，足は500円の方向に向かう横向き」（図 8.2（c））になり，足に探す動きの表現が再出現し，5回目に全身が横向きで探す動きのある姿①となった．7回目には「腰をややかがめて500円の方向を向く，斜め正面向き」で探す自然な姿となった．このように人物像の変化はまず足が横向きになり，次いで体が横向きになるというように段階的に変化した．言語表現によると「間もなく見つける」，または「見つけた」ところが想定されていた．

b.　第2期：X＋7年6月～X＋12年4月，描画8回目～12回目まで

樹木は，大きな樹冠が2線の太い幹と実のついた枝を包み込むという表現で，安定的に維持された（図 8.1（d））．

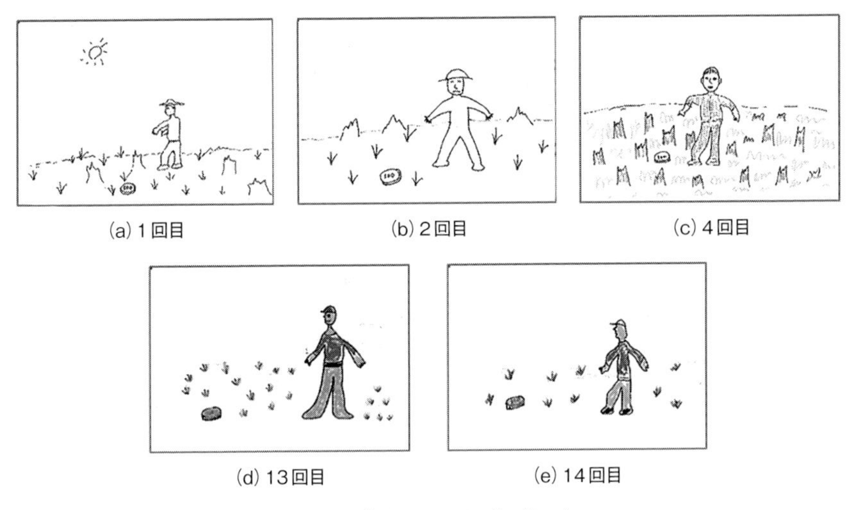

(a) 1回目　(b) 2回目　(c) 4回目

(d) 13回目　(e) 14回目

図 8.2　草むらテスト（口絵 18）

人物像は，動きの表現を保っていた．ただし，8回目は「頭と足は500円に向かう横向きで体は両腕を開いた横向き」（姿②，図8.2（e）参照）となり，動きを示す足の向きと体の向きが矛盾した，身体表現に歪みがある姿になった．9回目にはその矛盾がなくなり，全身が横向きの姿①となった．その後，11回目に姿②，12回目に姿①，というように姿①と姿②が交互に出現した．このように人物像は500円へと向かう動きの表現は保たれたが，体と動きを示す足の向きが矛盾するという身体表現の歪みが出現した．言語表現は「間もなく見つける」，「見つけた」ところが続いたが，12回目に初めて「探している」ところとなっていた．

c.　第3期：X＋12年5月～X＋19年目4月，描画13回目～17回目まで

樹木は，13回目にも大きな樹冠はそのまま維持されたが，幹が傾き，それを支えるかのように幹の基部は左右に広がった（図8.1（e））．枝も短くなり実も小さくなった．14回目には幹は再びまっすぐに伸び，基部の広がりはなくなった（図8.1（f）参照）．15回目以降，枝を伸ばし，実も少しずつ大きくなった．このようにして，それまでの樹木から一時的に安定と力のバランスを失った樹木が出現したが，そこから速やかに回復した．

人物像は，13 回目（図 8.2（d））に「頭部は横向きで 500 円の方向を向き，両腕を広げた体と開いた足が正面向き」となり，足の向きに示されていた動きの表現が失われた．14 回目（図 8.2（e））に動きの表現が再出現し，姿②となり，以降この姿が維持されている．つまり人物像の身体表現に歪みは残しつつも，500 円へと向かう姿は維持された．言語表現は 13 回目に「探している」ところであったが，14 回目からは「見つけた」ところとなった．

8.6 経過と描画との関係

a. 第 1 期

Aは急性期から脱して退院しその後緩やかに回復し，ストレス因を自覚し，意識してそれらに対処するようになっていった．この間に描かれた樹木は成長しており，Aのエネルギーの回復と自我の成長が樹木の成長に対応するようであった．これに対して人物像は，精神症状が安定せず，復職の見通しもなかった 2 回目と退院後間もない 3 回目には体は大の字となり，足の向きに示される動きの表現はみられなかった（図 8.2（a））．仕事への慣れが述べられた X+2 年の 4 回目の描画で，足の向きに動きの表現を取り戻した（図 8.2（b））．そして仕事への手ごたえを取り戻し意欲が示された頃に体は横向きとなり，全身が横向きの探す動きの表現がみられるようになった．こうした動きの表現が出てくる過程は，仕事という目的に対し，心身が段階的に回復し，意欲をもって取り組むことができるようになってきたことに対応しているように思われる．一方，言語表現では課題が求める探す場面そのものでなく，「間もなく見つかる」「見つけた」というように，課題達成に焦点づけられた想定が 1 回目からなされていた．ストレスに脆弱なAが課題のもつストレス状況を回避したともとれるが，むしろAの目的志向がここに投影されたと考えられる．

b. 第 2 期

職場への適応は比較的安定して保たれていたのに対応し，樹木表現は安定して維持され，人物像の足の向きに示される動きの表現も保たれた．しかし，多忙で過重な負荷がかかって不調となった時期には，その不安定な心身状態に対応して，人物像の姿①から姿②への変化が現れていた．能力の限界の兆しは姿①と姿②が交互に出現するという変化に現れていたと思われる．言語表現においては，第2期最後の12回目に「探している」ところとなった．これまで課題達成に焦点づけられていた想定が崩れ，500円に向かっている（要するに，探し当てた）姿①と一致しない言語表現となった．描画表現に先行して言語表現が状態を先取りする例[7]はすでに経験されており，「探している」という言語表現は，この後の状態の悪化の兆しと考えられた．

c. 第 3 期

職業生活の限界に至って，心身状態が悪化し，自身の生き方の再構築がなされた．この経過に対応するように，樹木は13回目にこれまで保っていた安定と力のバランスを失ったように幹の基部が左右に広がった（図8.1（e））．しかしすぐに基部の広がりはなくなり，安定を取り戻した（図8.1（f））．人物像は，13回目に頭部を500円に向けたまま，腕を広げた体と開いた足が正面向きとなり，足に示されていた動きの表現がみられなくなった（図8.2（d））．この描画特徴は，精神状態が安定せず，復職を望みながらその見通しの立たなかった第1期初期と同様である．つまり，目標を向いたまま動きを失っている描画は，入院初期のように心身のバランスが崩れた状態を現していた．実際にこの頃のAは，最初の試し出勤に失敗して休務中であり，別業種の資格勉強をしていた．14回目には人物像は足の向きに示される動きを取り戻し（図8.2（e）），以降動きの表現は維持された．このことは，精神状態が改善し，仕事から離れそれまでの負担から解放されて安定した心身状態に対応していると考えられる．言語表現は，13回目では「探している」ところであり，12回目と同様に500円のほうを向きながら探す動きのない人物像と一致していない．この言語表現もこの頃の不安定な精神状態を反映していた．14回目から「見つけた」ところとなって，動きの表現との同期がみられるようになった．

8.7 まとめ

Aの経過には，成人期のライフサイクルに沿った変化がみてとれた．職業生活では，退院後仕事への手ごたえを取り戻すと，意欲とプライドをもって仕事に取り組めるようになり，そこから徐々にこれまで続けてきた仕事に体力的，能力的な負担を感じるようになって，限界に直面した．ここには病の影響もあろう．そしてこの流れと同期して，家庭生活では，関わりの薄かった子どもとの関係がその成長とともに変化していき，子どもに割く時間は増して積極的に関わるようになり，やがてその将来を考えるようになった．そして40代後半にライフサイクルの転換期を迎え，家事を補い農業をする新たな生活に移行した．

Aの2枚の彩色描画の変化には，このライフサイクルに対応した変化が認められたばかりでなく，細かく見ると，心身状態の変化も捉えられていた．前者は主に彩色樹木画の変化に対応しており，自我の成長と自我の再構築の過程が，樹木の成長と安定，傾きからの回復に反映されていた．後者は草むらテストにおいて，人物像の足の向きによる動きの表現と身体表現の変化が，精神症状や身体負荷の過多による心身状態の変化に対応して現れた．足の向きによる動きの表現を失った時期には，精神症状は不安定で心身のバランスを失っていた．言語表現は，12回目で500円という目標を見失っていたことから，この後の状態の悪化を先取りしていた．

8.5節冒頭で示したとおり，Aの描画の特徴は，課題に応じた描画が描け，用紙全体を用い，全体的な構成が症状の極期にあった1回目から保たれていたことである．これらは適応の良さや状態の安定を示唆する一つの指標である．「自分の存在価値がないと思う」と述べたほどの自我の危機に直面した時期においても大きく変化することはなく，また症状の極期や再燃の時期にあっても描画が大きく崩れることはなかった．このような長年を通して大きく変わることのない安定した描画表現は安定の一つの指標と考えられる．とはいえ，そうした安定した描画においても細部には変化がみられていた．また，草むらテストの描画に対する言語表現は，入院継続例に捉えられた[7]のと同じく，描画表現に先行していた．言語表現は，経過の中で描画表現との関係を踏まえてみることで，状態変化を予測する一助となりうると思われる．

Aの安定した描画の描出は，比較的安定した自己に支えられたものと考えられるが，長期に経過を振り返ってみると，個人の楽しみを得，また休日を活用する，湯浅修一のいう「休むこと」のできるようになったA自身の成長だけでなく[8)]，家族や本人の選択を支え続けた妻の存在[9)]，長年関わった主治医の存在[10)]や病院，そしてA自身が家族や社会の中で役割をもっていることなど，多くに支えられていたと思われた．

統合失調症者の理解のためには，統合失調症の長い経過に対する理解が大切であるとともに，個人のライフサイクルの中で捉える視点も大切である．捉えにくい個人の内面の変化を知る手がかりの一つとして，継時的な彩色描画の活用が臨床的に有用と思われる．　〔**青木英美・横田正夫**〕

▶文献

1）青木英美・横田正夫（2012）．彩色描画に表現された遊び心―統合失調症の初回入院から12年の経過の中で―　日本心理臨床学会第31回大会論文集，p.420.

2）青木英美・横田正夫（2016）．「回復力」を備えた統合失調症の約10年の経過報告―2枚の彩色描画による追跡から―　日本心理臨床学会第35回大会論文集，p.425.

3）青木英美・横田正夫（2017）．彩色描画からみた統合失調症の約15年の経過報告　日本心理臨床学会第36回大会論文集，p.490.

4）青木英美・横田正夫（2018）．統合失調症の彩色描画12年の変化からみる増悪・安定化の過程　日本心理臨床学会第37回大会論文集，p.271.

5）青木英美・横田正夫（2019）．遊び心を表現した統合失調症の19年　日本心理臨床学会第38回大会論文集，p.315.

6）横田正夫・依田しなえ・宮永和夫 ほか（1986）．慢性精神分裂病患者の描画における構成障害　精神医学，**28**，621-627.

7）青木英美・横田正夫（2011）．統合失調症の描画表現と言語表現の対応―2枚の彩色描画による入院から11年の経過追跡から―　日本心理臨床学会第30回大会論文集，p.406.

8）湯浅修一（1992）．休む患者―分裂病回復者の疲労と休息―　飯田　眞（編）（1992）．分裂病の精神病理と治療4　星和書店，p.1-23.

9）臺　弘（1994）．分裂病の晩期寛解　精神科治療学，**9**，405-412.

10）岩舘敏晴（1992）．精神分裂病の長期予後研究　臨床精神医学，**21**，987-994.

索　引

欧　文

あ

か

さ

た

な

は

ま

や

ら

わ

編集者略歴

横田正夫（よこた まさお）

1954年　埼玉県に生まれる
1982年　日本大学大学院文学研究科博士課程修了
現　在　日本大学文理学部教授
　　　　医学博士
　　　　博士（心理学）

シリーズ〈公認心理師の向き合う精神障害〉1
心理学からみた統合失調症　定価はカバーに表示

2020年11月1日　初版第1刷

編集者　横　田　正　夫
発行者　朝　倉　誠　造
発行所　株式会社　朝　倉　書　店
東京都新宿区新小川町 6-29
郵便番号　162-8707
電話　03(3260)0141
FAX　03(3260)0180
http://www.asakura.co.jp

〈検印省略〉

真興社・渡辺製本

ISBN 978-4-254-52617-2 C 3311　Printed in Japan